心房細動クルズス

[編・著] 三田村 秀雄

[編集協力]
丸山 征郎
高月 誠司
平田 直己
横田 修一
酒井 徹也

メディカルサイエンス社

クルズス開講にあたって

　心房細動、という不整脈に注目が集まっています。
　不整脈なんか、専門医に任せばいい、と言いたいところでしょうが、心房細動だけはそうも言っていられません。心房細動を持つ患者がいろいろな診療科を訪れるからです。糖尿病で通院するお年寄りや、整形外科にやって来るお年寄りもしばしば心房細動を持っています。誰でも歳をとれば心房細動になるくらいに心房細動はポピュラーな高齢者病になりつつあるからです。ところが困ったことに、この不整脈は専門外だから知らなくていい、といって済むものではありません。無視できない一番の理由は、この不整脈が脳梗塞を起こすためです。脳梗塞の主要な原因といえるくらいです。心房細動をうまく管理できないと、大事な患者が脳梗塞になって、半身マヒや言語障害、あるいは生死にも関わってきます。ですので医者なら誰もが、この心房細動患者にうまく対応しないと、とんでもないことになります。
　それだけ重要な不整脈なのですが、さらに悩ましいのは心房細動の治療が一筋縄ではいかないことです。医学がかなり進歩したのに、残念ながらこの心房細動は一部の例を除くと、なかなか完全に治したり、防ぐことができません。原因がよくわからないことも影響しています。心房細動を抑えるために使う抗不整脈薬がありますが、それらの効果も限定的です。それだけでなく、抗不整脈薬の使い方を誤ると逆に命に関わることさえあります。脳梗塞を防ぐための抗凝固薬にしても、そのおかげで脳梗塞のリスクをかなり減らせるようになりましたが、その使い方を誤ると大出血につながり、これも命に関わります。つまり不整脈そのものは決して危険なものではありませんが、それが血栓形成を促すと、脳梗塞を起こす可能性があり、加えて不整脈や脳梗塞を防ぐはずの薬が致死的な合併症をもたらすこともあるのです。そこが心房細動管理のやっかいなところです。
　これまで心房細動の臨床については多くの立派な著書が発刊されています。ですが、私自身の経験では、他人が書いた解説本を読んでも、それがそのまま自分の頭に入ることはめったにありません。たいていは心房細動に関する総論的な解説が中心で、理解を促すための努力や工夫がないまま、ガイドライン的な記述の羅列に終始し、現実に患者を目の前にしたときの考え方や対応の仕方についてはほとんど触れていません。真の理解に基づいて、応用を利かせられ

るようになるには、他人の記述を覚えるだけでは不十分で、自分の頭で考え、自分自身が現場にいるつもりになってシミュレーションを繰り返してみることが必要です。理解したつもりになっていても、実際にはわかっていない、ということもしょっちゅうです。でもそれに気付くのは、自分の意見を他人に述べてみてから、ではないでしょうか。他人から見てどこか間違っていないか、どこかおかしくないか、といった批判にあって初めて本質に迫ることができ、そして身に付いていくのだと思います。試行錯誤が臨床能力の向上には欠かせません。

　私はめったに日本語の医学誌を読みませんが、例外は座談会や対談の記録です。どんな立派な論文よりも、座談会で吐露される正直な意見や疑問、あるいは告白がどれだけ面白く、どれだけためになるか知れません。大学の授業でも皆の記憶に残るのは教室での授業よりも、回診時のベッドサイドでの質疑応答ではないでしょうか。私が研修医に対して行ってきた回診は、一例ごとに担当医からのプレゼンを聞いた後に、実際に自分でも患者に問診から身体所見をとり直すのですが、そうすると担当医が把握できていない部分がいくつも露呈するのが常でした。このやり方はどうしても時間がかかってしまうのですが、教育には効果的で印象に残ったと後輩達も述べてくれます。回診だけでなく、少人数に対する教育的ディスカッションも非常に好評でした。そのようなミニレクチャーやクルズスと呼ばれるような形式と雰囲気をもっと多くの熱心な先生方や学生たちにも体験していただきたいと思いました。きっとそれによって心房細動の本質が見えてきて、必要な知識と考え方が身に付くに違いないと考え、この本を作ることにしました。

　本書は幅広い層の読者を対象として想定しています。学生に始まり、初期あるいは後期の研修医、若手内科勤務医、専門医を目指す循環器医、あるいは実地医家の先生方、どなたにとっても参考になるだろうと思われる内容を網羅しています。クルズスは平田直己、横田修一、酒井徹也のレベルの異なる3人の若手医師につきあっていただき、症例を中心にディスカッションを展開しています。本当は読者の皆さんにもこのクルズスに参加してもらいたかったところですが、この3人に代表として発言してもらっています。彼らとの質疑応答は私自身のためにもなりました。内容は当然ながら口語体で、読みやすくなって

いると思います。ベッドサイドにおける実際的なやりとりだけでも日常臨床には十分参考になると思いますが、もう少し突っ込んで議論すると理解が深まり、面白さが増すのも事実ですので、さらに2人の専門家にも協力をお願いしました。血栓のでき方や抗凝固療法については丸山征郎先生に、アブレーションの基礎と心房細動への有用性については高月誠司先生に対して、私が質問して教えていただく、という形式を取りました。それぞれの領域でトップレベルのお二人の先生には、私のしつこい質問に対して易しい言葉で丁寧に解説していただき、私も大変勉強になりました。深く御礼申し上げます。本の読みやすさや外見にも配慮しました。そこでは内容がついバラバラになりがちなクルズス全体を取りまとめて読みやすいものに編集していただいたメディカルサイエンス社の座間めぐみさん、上地こずえさん、チャーミングでセンスある本に仕立てていただいたデザイナーの島田さんの努力に感謝いたします。

　私は井上ひさしの「複雑なことを易しく、易しいことを深く、深いことを面白く」という言葉が好きなのですが、この本を一読すれば複雑な心房細動の考え方、対処の仕方の基本が理解でき、そうこうするうちに知識と理解が深まっていくと応用も利くようになり、外来やベッドサイドで心房細動患者を目の前にしても戸惑わなくなるものと信じています。やがてこの不整脈の奥深さにどんどん引き込まれて心房細動を面白い、と思えるようになっていただけたら最高です。「心房細動クルズス」に参加された皆様の手で、今度は心房細動患者の悩みや不安を解決してあげて下さい。それによって一人でも多くの患者が救われ、安全な管理を受けられるようになること、それこそが、筆者の希望であり、喜びでもあります。

平成25年6月30日
国家公務員共済組合連合会　立川病院長
三田村秀雄

●編・著者略歴

三田村秀雄(みたむらひでお)

1950年 東京生まれ

1974年 慶應義塾大学医学部卒

1981年〜84年 米国フィラデルフィアのトーマスジェファーソン大学
　　　　　　（ランケナウ医学研究所）で客員研究員として心臓電気生理学の研究

1984年 東京都済生会中央病院循環器内科医員

1991年 慶應義塾大学医学部内科学専任講師

1994年 同助教授

1999年 慶應義塾大学心臓病先進治療学教授

2004年 東京都済生会中央病院副院長

2010年 同心臓病臨床研究センター長

2013年 国家公務員共済組合連合会　立川病院長

医学博士、慶應義塾大学医学部客員教授、日本不整脈学会副会頭
日本心電学会理事、日本心不全学会評議員、日本心臓核医学会評議員
日本心臓病学会評議員、日本循環器学会評議員

目次

クルズス開講にあたって

第1章 「心房細動」について知ろう……9
心房の役割
心房細動の基礎知識
心房細動は変化する
心房細動の心電図を読み、心音を聴く
心房細動の実態と臨床像
Mini Lecture　心房のリモデリング……27

第2章 〈症例1〉高齢男性の頻脈性持続性心房細動……29
症例1　82歳 男性　高血圧
　　　レートコントロールをどのようにするか？
　　　抗凝固療法を忘れるな
　　　抗凝固療法ではどの薬剤を選ぶか
　　　もし新規抗凝固薬だったら……
Mini Lecture　なぜ、新規抗凝固薬なのか……59

第3章 血液凝固の疑問に答える……65
出血はなぜ自然に止まるのか
血栓を作るのに必要な要素
心房内血栓の誘因
抗凝固療法が強すぎるとなぜ出血するのか
内因系と外因系
ワルファリンと新規抗凝固薬はどう違うのか
抗血小板薬との併用はできないか
Mini Lecture　ワルファリン物語……94

第4章 〈症例2・症例3〉発作性心房細動……97

症例2　56歳 男性　早朝から動悸
　　　　心房細動を止めるなら
症例3　63歳 男性　先週から脈が変
　　　　持続性心房細動を薬で除細動する

第5章 心房筋をカテーテルで焼いて治す……117

アブレーションの仕組み
「焼く」ということ
心房細動メカニズムへの執拗な追究
Haïssaguerreは何を見つけたか
どこを焼くのか
どこまで焼くのか
どの程度治るのか
Blanking periodとは？
再発について
難しいケースや合併症
抗凝固薬は不要になるのか
どういう患者の、どのタイプのAFが適応か、どんな場合は不向きか

第6章 〈症例4〉器質的心疾患に心房細動が合併して心不全に……151

症例4　73歳 女性　高血圧
高血圧がトラブルの原因
Mini Lecture　抗不整脈の使い方のポイント……164

まとめ　クルズスを終えるにあたって……167

索引……170

●編集協力

丸山征郎(まるやまいくろう)
　鹿児島大学大学院医歯学総合研究科 システム血栓制御学講座 特任教授

高月誠司(たかつきせいじ)
　慶應義塾大学附属病院 循環器内科 講師

平田直己(ひらたなおき)
　東京都済生会中央病院 循環器科

横田修一(よこたしゅういち)
　揖斐郡北西部地域医療センター

酒井徹也(さかいてつや)
　神戸大学医学部附属病院 放射線科

第 1 章

「心房細動」について知ろう

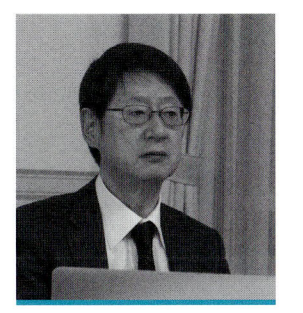

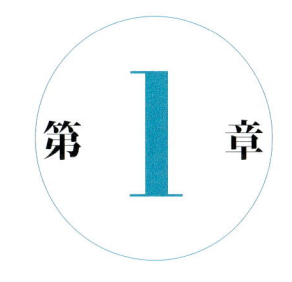

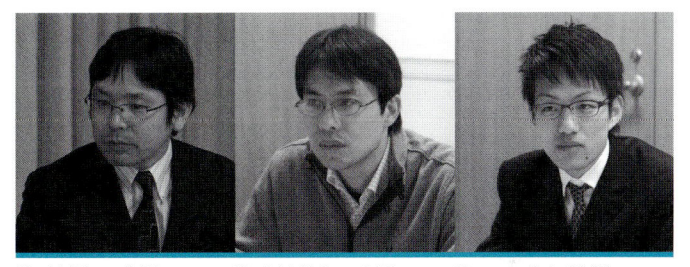

Hideo Mitamura M.D.

Naoki Hirata M.D.　　Shuichi Yokota M.D.　　Tetsuya Sakai M.D.

三田村秀雄（スーパーバイザー）

平田直己（医師11年目／循環器内科医）
横田修一（医師5年目／家庭医・総合診療医）
酒井徹也（医師2年目／研修医）

心房の役割

三田村秀雄 心房細動（atrial fibrillation；AF）について理解を深めるために、少しずつ経験年数の異なる3人の先生に集まっていただき、心房細動を臨床的にどう扱っていくかという一番大事な部分について座談会形式で話を進めたいと思います。

最初に、心房細動のバックグラウンドとなるところを少し皆で考えてみたいと思います。まず「心房」というのは何のためにあるのか？みんな、分かっていますか？酒井先生、なぜ心房って必要なのですか？

酒井　徹也 心室に送る血液をためるためでしょうか……。

三田村 それならなぜ心室だけではいけないのか？そもそも血液はどうやって巡っているのかというのは意外と理解しにくいようです。心臓がポンプだから押し出しているというイメージはあると思うけれど、では足にある血液はどうやって心臓に戻ってくるのでしょう？

酒井 足のマッスルポンプで……。

三田村 でも足が麻痺した人は足を動かせないわけだし、あるいは寝ている間は動かさないですよね。そうすると血液は戻ってこない。ではどういうメカニズムが関係していると思いますか。

酒井 静脈圧があると思いますが、それだけではないですね。

三田村 静脈圧だけでは、血液を足から心臓に戻すだけの力はないでしょう。吸気時の胸腔内圧が陰圧になって足からの血液を引き寄せることはありますが、それではレスピレーターで陽圧換気をしていると血液が戻れません。
実はバルブがあるからなのです。

酒井　　弁！

三田村　そうです。バルブがあることによって拍動ごとに一方向性に血液が動いて、そこに陰圧が発生すると、陰圧で引き寄せられたものは戻らないから血液が心臓まで上がってくる。それで血液が回るわけです。理屈上は心房がなくてもその仕組みで血液は戻ってくる。だから、一定の拍動があってバルブがあれば、血液は循環する。でもそうすると心室だけがあればいいのでは？という話になってしまいますよね。

　　　　では心房はなぜあるのか？酒井先生が初めに言ったように、一回心房にためてそれを心室に送るというメカニズムがあります。ではなぜそのメカニズムが必要か？平田先生はどう考えますか？

平田　直己　あまり考えたことはありませんが、ただ、心室に対してしっかりとした還流を担保する必要がある。つまり毎回返ってくる量に変動があるというのがまずいのでそれに関与しているのかなと思います。

三田村　そうですね。リザーバーといって、いったん心房でためてそれを送り出すという仕組みですが、それがなぜ必要かを考えてみてください。

　　　　心臓は安静時には1分間に70回くらい血液を送り出しています。ところが運動をしてそれがとても速くなったとき、例えば180回とか……そうすると血液の吸い上げがだんだん悪くなります。ゆっくりなら血液はちゃんと心臓に戻ってくるのに一定以上に速くなると戻ってこなくなってしまう。それはなぜかというと、速くなったときというのは収縮のための時間はあまり変わらないけれど、拡張の時間がどんどん短くなる。拡張の時間が短くなって収縮の時間がほぼ同じだと、戻る血液がだんだん減ってきてしまうわけです。

　　　　では心房があると何が違うのか。収縮期というのは実は心室の収縮なのですね。心室の収縮期は房室弁が閉じるため、血液は心房から心室に流れません

が、心房があるおかげで静脈から心房に戻ってくるのは可能です。たとえ心室の拡張期が短くても、その直前までに心房にたまった結構多くの血液が短時間に一気に心室に入る。心室の収縮中にも静脈還流ができるというのが心房の大きな役割です。

特に運動したときというのは普段以上にたくさんの血液が必要ですよね。でも頻脈になればなるほど拡張期の時間は短いわけですから、たくさんの量を出すためには心房がより一層重要になってくるわけです。つまり、フランク-スターリングの心臓の法則というのは確かにあるけれど、もう少し深い意味があるということなのです。心房細動によってそういった心房の働きがなくなるということは、特に頻脈になったときに影響が強く出るということです。そういうことは、私が勝手にそう理解しているだけで教科書にはあまり書いてありませんけれど。

まとめ　心房は何のためにある？

- 心室の収縮中にも静脈還流が可能
- 心室収縮中に還流した血液を貯留し心室収縮後心室に送る
- 短時間で血液を心室に移すには押し出す必要あり
- 運動時ほど重要

心房細動の基礎知識

三田村　さて、心房細動というのは心臓で何が起こっているのか？
酒井先生、この心電図（図1）で心房細動と診断する根拠は何ですか。

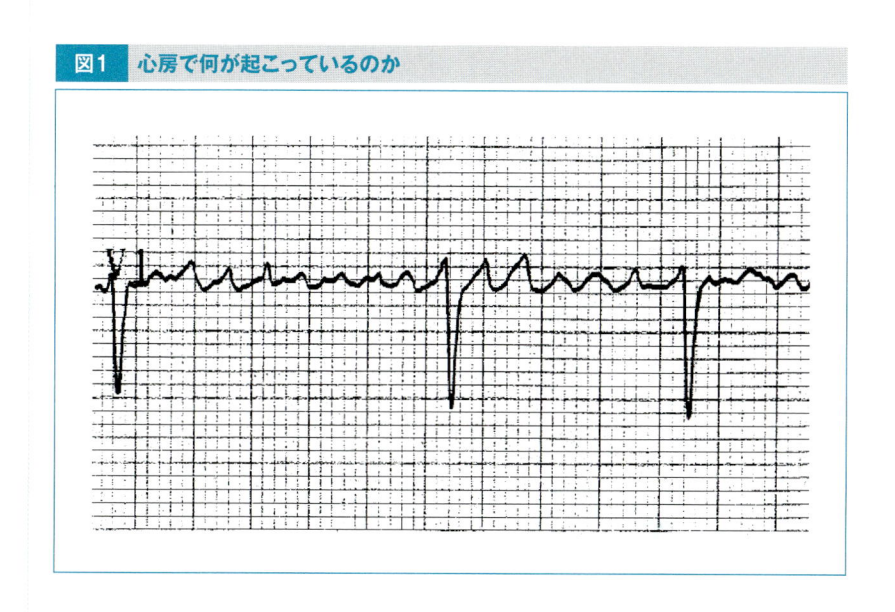

図1　心房で何が起こっているのか

酒井　P波が消失しているのとQRS波がイレギュラーになっているので、心房細動と診断すると思います。

三田村　それだけでいいですか？もう一つポイントがあるのですが。

横田　修一　細動波があるということですね。

三田村　そうです。f波ともいいますね。細動波は見やすい誘導と見にくい誘導がありますが、どの誘導で一番見やすいですか？

酒井　第Ⅱ誘導とV1、V2誘導などで見ています。

三田村　そうですね。Ⅱ、aVF、V1が一番見やすい誘導です。
細動波はこのように細かく、しかも不規則で形もバラバラなのが特徴です。もちろん明らかなP波はありません。細動波と間違えやすいのはノイズです。例えばパーキンソン病がある例などは少し揺れますよね。でも細動波の方がもう少し細かい。規則的ではなくイレギュラーです。

細動波というのは心房の中でたくさんの興奮が同時に起こって電気がいろいろな方向に向かっているのが見えているわけですが（マルチプルリエントリー）、比較的V1で見やすい。V1というのはどちらの心房に近いですか？

酒井　右です。

三田村　そうです。右心房に近いですね。右心房に近いといっても、実際は左房から右房に来る波形なども合わさって見えます。右心房の位置は結構前の方にあり左心房は後ろの方にあるので、左心房の波形がどのくらい反映されるのかはよく分かりませんが。

なぜ心房細動ではRR間隔がイレギュラーなのでしょうか？平田先生、いかがですか？

平田　入力の頻度によって、不応期が変化するからですか。

三田村　頻度もありますが、房室結節にはいろいろな方向から興奮が入って、必ずしも全てが通り抜けずにそこに不応期を作る。不応期の長さはその時々で変わるわけですが、不応期の長さが変わると、次に来た興奮も通り抜ける場合と通り抜けない場合があり、通り抜けた結果がQRS波になるのでQRS波はバラバラになる。そういうことが実際に起こっています。

では、なぜ心房細動になるのか。これについてはあまりよく分かっていないのですが、平田先生、何か知っていますか？

平田	肺静脈の開口部から心房細動のきっかけ（トリガー）となるものが出ていると考えられるようになってきました。
三田村	そうですね。肺静脈開口部というのは肺静脈から左房に出る直前辺りですが、そこからトリガーとなる期外収縮が出ていることが最近分かってきました。そこがアブレーション治療のターゲットとなります。しかしそれだけで心房細動になるかというと、肺静脈開口部から起こっている電気興奮はあくまでも期外収縮であって、そのあと心房細動になるためには心房側にも何らかの病態があるはずです。

心房の不応期が短いとたくさんの興奮の行き来が可能になり、細かいリエントリーが起こりやすくなります。心房の不応期が短くなる原因としては、一つには心房の圧・容量負荷が加わったときというのが考えられます。弁膜症がそうですね。あるいは高血圧でも間接的に圧が加わることもあります。また副交感神経が緊張するような状態ではやはり活動電位が短くなって不応期が短くなることが知られています。不応期が短いとリエントリーが小さい輪、興奮の渦を作りやすくなるということです。もともとの遺伝子の異常によって不応期が短くなる場合もあります。若い人の場合などはそれも考えられます。

それから高齢者や心不全の人などに多いのですが、心房が変性して線維化を起こすと電気がそこを避けて少し遠回りをして伝わるようになる。そのように伝導時間が長くてもリエントリーしやすくなる。

不応期が短いこと、それから伝導時間が長いことがリエントリーのしやすさに関係しているわけです。先ほど平田先生が言った、きっかけとなる期外収縮が肺静脈のところから頻発するような場合にはいろいろな原因が組み合わさって心房細動が起こると考えられます。しかしなぜ肺静脈からトリガーとなる期外収縮が出るのかというのは、実はまだよく分かっていません。以上が心房細動の生理学的な部分です。 |

> **まとめ** なぜ心房細動になるのか？
>
> ・心房の不応期が短縮　　　・心房の伝導時間が延長
> 　心房の圧・容量負荷　　　　心房の線維化
> 　副交感神経賦活　　　　・期外収縮が肺静脈から頻発
> 　遺伝子の異常

心房細動は変化する

三田村　では心房細動になるとどうなるのか？

心房細動になると心房は高頻度に興奮し、その一部が房室結節に進入して、さらに心室に伝わると心室レートも速くなります。一方、心房の中でも高頻度に興奮すると心房筋の不応期はますます短くなるという性質があります。時間と共にそれが進む現象を電気的リモデリングといいます（p.27 Mini Lecture参照）。不応期が短くなるとますますリエントリーしやすくなるというポジティブフィードバックのことです。

機械的リモデリングというのもあって、これは活動電位が短くなるとCa^{2+}が細胞に入ってくる時間が短くなるため収縮力が弱まってしまうという性質のことです。高頻度興奮があると、だんだん心房筋の収縮が弱まってくるのです。

心房の中での興奮の伝わりも不均一になります。心房細動では、心房の一つ一つの細胞電気興奮が通過するたびには収縮しているけれど、心房という大きな部屋としては、ある部分が収縮しているときには他の部分は拡張するためバラバラになり、血液を前に進めることができない。心房細動の特徴は心房収縮が不均一になるということです。それが全体としては血液が前に進まないことに関係しています。心房内のたくさんの電気興奮が洞結節を抑制することも知られています。たくさんの興奮が洞結節に向かうと、心房細動が止まった途端に洞停止がよく起こります。この辺りは基礎的な話ですね。

> **まとめ** **心房細動になるとどうなるのか**
>
> ・心房の高頻度興奮
> 　不応期がますます短縮
> 　　心房の電気的リモデリング
> 　　心房の機械的リモデリング
> 　心室頻拍化/心室拡張期時間の短縮
>
> ・心房内の不均一伝導
> 　心房の非同期収縮
> 　房室結節への不顕性興奮進入
> ・洞結節の抑制

心房細動の心電図を読み、心音を聴く

三田村　ところで、この心電図（図2）、横田先生はどういうふうに読みますか？

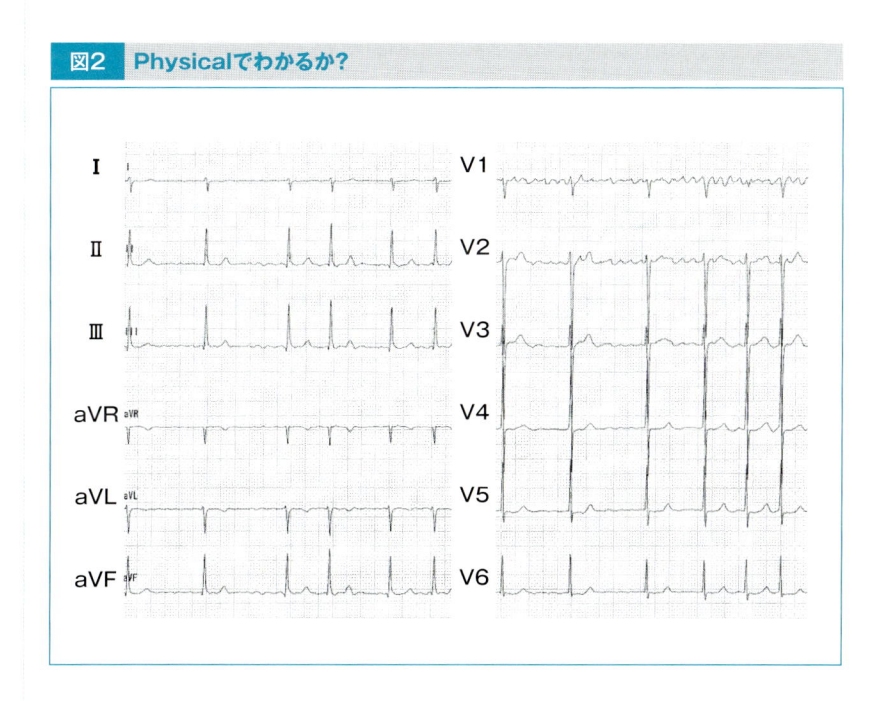

図2　Physicalでわかるか？

横田　まず、P波は分からない。RR間隔が不整です。第Ⅱ、Ⅲ誘導とaVF、V1、V2誘導の辺りでf波が見えています。

三田村　そうですね。Ⅱ、Ⅲ、aVF、V1、V2辺りでf波が割とはっきりしていますね。横田先生が指摘した3つのファクターから心房細動という診断でよいと思います。ちなみにf波が見えないケースもあるのですが、どういう場合か分かりますか？

平田　Standstill（心房静止）という状態ですか。

三田村　確かに心房筋が全く興奮していないという場合も考えられますが、RR間隔が不規則な場合には、心房筋は細動で興奮しているけれどその電位が小さくて体表面にまで反映されていない可能性が高いと思います。電気的リモデリングが進んだ場合、例えばジギタリスを長期間投与しているとだんだんf波が小さくなってきて慢性化するとf波が見えなくなるというケースがあります。そういうケースもまれにあるので見落とさないようにしないといけない。

　　　　それがなぜ大事かというと、RR間隔の不規則から診断ができるうちはいいけれど、徐脈が進んでペースメーカー依存性になった症例では、P波が見えないとき、それがなぜなのか分からなくなることがあります。Standstillの可能性もあるし、P波がQRS波に重なっている場合もある。さらにもう一つの可能性として、心房細動があってもリモデリングが進んだためにf波が見えなくなったけれど、ペースメーカーでレギュラーになっている場合が考えられます。そこを診断するかしないかによって、抗凝固療法を行うかどうかという問題があるから大事なことですね。このように体表の心電図だけでは分からない場合があります。極めてまれではありますが。

横田　Standstillという用語がよく分からなかったのですが、教えていただけますか？

三田村　洞結節から興奮が出ない場合のことですが、洞結節から興奮が出てもそれが心房に伝わらないような場合も同様で、要は心房収縮が全く止まってしまうことです。それが心房のstandstillで、そのときはf波ではなくフラットになります。

　　　　ではもう一度、心電図に戻りましょう。
　　　　先ほど横田先生はこの心電図を心房細動と読みましたが、それだけですか？

横田　QRS幅については一応問題なさそうです。V1、V2、V3誘導を見るとSTが少し上昇している？

三田村　分かりにくいけれど有意な上昇ではないと思います。

横田　T波は特に問題ないかなと思います。

三田村　平田先生はいかがですか？

平田　少し右軸偏位がありますね。

三田村　そうですね。そこは見落としてはいけないポイントですね。

平田　QRS幅はそれほどワイドにはなっていなくて、その後のSTはV5、V6辺りで若干低下気味です。QTも一番右の方を見ると少し延長しているかなという感じがあります。

三田村　大体そんな感じでよいと思いますが、その他に心電図で見ておかないといけないのは、LVH（左室肥大）があるかどうかですね。ボルテージ（voltage）は満たしていないので、LVHはないと思ってよいと思います。ST変化は何によるものかは分からないけれど、もしジギタリスが入っていればジギタリスによるST変化ということがあるかも知れない。

ではこのような所見がある場合、この人はどんな病気ですか？心房細動があって右軸偏位がある。要するに何らかの右心負荷がある可能性があります。いかがですか？

平田　右心負荷があって心房細動を起こすような例というと、先天性心疾患によって長期にわたって負荷が続いたケースや慢性のPE（肺塞栓症）例などで右房が非常に拡大してきた例、あるいは肺高血圧などとは関係ない孤立した形での三尖弁の逆流などが挙げられますね。

三田村　要するに右心負荷があって、右房にも負荷が加わるような状態ですよね。そ

ういう状態であれば右軸偏位があって心房細動があり得る。先天性心疾患の中で心房細動を起こす代表的なものは何か分かりますか？

平田　ASD（atrial septal defect、心房中隔欠損）。

三田村　その通りです。心房中隔欠損は心房に容量負荷が加わって心房細動を起こすことがよくあります。もう一つ先天性以外で忘れてならないのは？

平田　MS（mitral stenosis、僧帽弁狭窄症）ですか。

三田村　そうです。このケースは、実は僧帽弁狭窄症のケースなのです。だから左室肥大はなくて右軸偏位があって、心房細動を起こしている。

では、これは音で聴くとどういう特徴がありますか？MSの特徴的な音は？

酒井　拡張期の雑音……といいますが、実際に聴いたことはないです。

三田村　確かに拡張期ランブルとはいうけれど、MSに気付くのにいきなりランブルで、ということはあまりないと思います。もっと分かりやすい所見がありますね。

平田　あまり聴いたことはありませんがオープニングスナップ（僧帽弁開放音）の方がはっきり聴こえるといわれていますね。

三田村　ランブルというのは低周波の音ですが、オープニングスナップの方が音としては聴きやすい。でもそれよりもっと分かりやすいのはⅠ音です。Ⅰ音が強いという所見です。触診でⅠ音を触れることもよくあります。Ⅰ音やⅡ音をもっとしっかり聴くことが大事です。なぜⅠ音が強いか知っていますか？

酒井　Ⅰ音が強い理由……ちょっと分からないですね。

三田村　MSがあるので心房から心室に血液が流れるのにそれなりに時間がかかるのですね。そしてまだ僧帽弁が開いたままのときに急に心室が収縮を始めるので急激な圧変化が起こる。それがⅠ音を強くする一つの理由です。同じようなメカニズムでASDも実はⅠ音が強くなるのですね。ASDの場合は心房中隔を左側から右側にシャントして来た血液が三尖弁を通るので、血流が普通よりも多くなる。三尖弁の開き具合が正常でも通過する血流が多いと相対的にTS（tricuspid stenosis、三尖弁狭窄症）になるわけですね。そういう場合にもⅠ音は強くなる。だからⅠ音が強くて脈が乱れていたらMSとASDを考えるというのが、physicalのポイントです。あともう一つ、甲状腺機能亢進症でもⅠ音が強くて心房細動ということがあります。

いずれにしても、MSの心房細動というのは、私が大学を卒業したころにはよく遭遇しましたが最近はほとんど診なくなりました。私が卒業したのは1974年で、当時は心房細動自体それほど多くはなくて、MSに伴う心房細動があるくらいでした。今はリウマチ熱が減ったのでMSに伴う心房細動は減っているのに、心房細動全体としては当時に比べて2倍以上に増えています。

まとめ

Physicalのポイント

- 心房細動の心電図波形
  ① f波（細動波）が見える
  ② P波がない
  ③ RR間隔が不規則
- Ⅰ音が強い＋脈が乱れている
  → MS or ASD or 甲状腺機能亢進症

心房細動の実態と臨床像

三田村　心房細動が増えている一番の理由は何だと思いますか？

酒井　高齢化です。

三田村　そう、高齢化ですね。昔と比べて高齢者が増えていること。そして高齢者に心房細動が多いことが最近の特徴です。

日本人の心房細動患者8,000人近くを対象としたJ-RHYTHM Registry調査によると、心房細動患者の半分は70歳以上、3分の1が75歳以上、そして半数は永続性心房細動です。それが現在の日本人の心房細動患者の特徴です。昔は高齢者が多くなかったため心房細動も少なくMSによる心房細動がほとんどで、現在ではMSは減っているのに高齢者が多いため、心房細動がまた増えているという状況です。

今後さらに高齢化が進み心房細動はますます増える可能性がある。しかも高齢になるほどマネジメントは難しい。また高齢者というのはいろいろな病気を持っていて複数の科にかかっている場合が多い。病院にかかっていない心房細動患者もいるかも知れない。これからは、循環器専門医だけが心房細動患者のマネジメントをすればいいという時代ではありません。どのように心房細動患者をケアしていくかが重要な課題です。

心房細動には3つのタイプがあることは知っていますね。ひとりでに止まるのが発作性。持続性はひとりでに止まらないが止めようと思えば止められる可能性がある。永続性は慢性化して止められない、あるいは止めるのをあきらめた心房細動。その永続性が半数程度を占めています。そういう人たちは一生心房細動を背負って生きていくことになるわけですね。

また心房細動はずっと同じタイプで継続するのではなく変化することも特徴

です。最初は発作性だった人が持続性になり、やがて永続性になる(図3)。

図3　心房細動は変化する

- 初発心房細動(初めて診断された心房細動)
- 発作性心房細動(持続7日以内)
- 持続性心房細動(持続が7日を超える)
- 永続性心房細動(除細動が不能)

持続性と永続性と合わせて慢性心房細動といいますが、慢性の特徴の一つは、心房細動に気付かない人がいるということです。発作性心房細動は脈が速くドキドキする。今まで何ともなかった人が急にドキドキするから気付くことが多いわけです。ところが慢性になるとより高齢になるということもあり、あまり症状がないのですね。

心房細動が始まった直後は、心房興奮頻度が比較的遅いものですが、遅い方が房室結節をすり抜けやすいので心室の頻拍になりやすい。しかし慢性になると不応期が短くなって心房の興奮が細かくなる。興奮が細かくなると房室結節への不顕性(表には見えない)侵入が増えて、それぞれが不応期を作ってしまいます。そうすると実際には房室結節をすり抜けられる興奮が減るので心室のレートは遅くなる。それで症状が減るわけです。そういう面白い現象があります。ですから慢性化すると心房細動に全く気付かない人がいる可能性があります。

ちなみに、心房細動に気付かない人はどういうきっかけで診断に至るか？

酒井　健診で見つかったり、別の病気で来院した際の入院時心電図でたまたま見つかる。あとは脳卒中で来院した場合などですね。

三田村　脳卒中でも来院時は洞調律ということがあるので見落としやすいですね。発作性心房細動がきっかけで心不全が起こった場合でも、来院時に洞調律だと病態が分からないままになってしまうことがあります。弁膜症や心筋梗塞がある人が心不全で入院した場合、経験の浅い医者はその原病のせいだと考えがちですが、心筋梗塞は軽い、あるいは弁膜症も軽いのに心不全を起こしていたら、おかしいと思わなくてはいけません。心房細動が起こったから心不全になったという可能性を疑ってみる必要があります。心房性期外収縮が多発している例や左房径の拡大している例では、しつこく心電図モニターを行うことが大事です。

その他、先述したペースメーカー依存患者についても、時々は心房細動の存在を疑ってみる必要があります。BNP（脳性ナトリウム利尿ペプチド）の変動で心房細動に気付くこともあります。

まとめ

今、洞調律の人で発作性心房細動の存在を疑う

- 原因不明、説明困難なＴＩＡ(一過性脳虚血発作)/脳梗塞
- 原因不明、説明困難な心不全
- ペースメーカー依存患者
- 心房性期外収縮の多発
- 左房径の拡大
- BNP（脳性ナトリウム利尿ペプチド）の変動

Mini Lecture

心房のリモデリング

　人間の身体には環境に適応しようとする能力が備わっています。例えばゴルフ、テニス、パチンコなどをやっていると指にタコができることがありますが、これも繰り返す刺激に対して指の一部の蛋白合成に変化を生じさせて皮膚を強くしようとする一種の適応現象といえます。
　同じように心房細動でも心房が高頻度で長時間興奮を繰り返していると心房筋細胞に変化が訪れます。

　そのことを最初に発見したのはオランダのAllessieという人でした。実は心房細動の動物モデルを作ろうとしても、なかなか心房細動は起こりません。それまでは迷走神経を刺激すると心房細動が一過性に起こることは知られていましたが、なかなか持続しません。そこで彼らはヤギの心房に高頻度の電気刺激を与え続けたところ、やがて簡単な刺激でも心房細動が起こるようになり、しかも高頻度刺激をより長期間続けるほど、誘発される心房細動の持続も長くなることに気づきました。
　この画期的な研究は心房細動が心房細動をますます助長する、という意味の「AF begets AF」というタイトルがつけられて、1995年に発表され、私自身も非常に感銘を受けました。その後カナダのNattelがその機序をイヌの実験で詳細に解明し、長いこと分からなかった心房細動のメカニズムが次々と明らかになっていきました。

　心筋細胞が興奮するときにはNa^+が細胞内に流入しますが、それは最終的にNa^+-K^+ポンプによって細胞外に戻されます。ところが高頻度になるとNa^+の流出が不完全になり、徐々に細胞内にたまってくることになります。そこでもう一つのNa^+排出機構が働くようになります。それがNa^+-Ca^{2+}交換機構と呼ばれるもので、それによってNa^+が細胞外に出られるようになりますが、今度はCa^{2+}が細胞内にたまってしまいます。
　Ca^{2+}は心筋の収縮に欠かせないものですが、それが細胞内に増え過ぎると細胞の機能が損なわれ、ひどくなると細胞が死んでしまいます。それを防

ぐために細胞はCa^{2+}の流入を抑制するようになります。最初のうちは機能的に抑制するだけですが、やがてCa^{2+}チャネル蛋白自体にも変化が起こってCa^{2+}の流入が持続的に減少していきます。

　内向きのCa^{2+}電流は活動電位の第2相と呼ばれる平坦な部分の形成に重要な役割を演じていますが、その内向きCa^{2+}電流が減ると、当然のことながらその第2相も短縮するようになります。その結果、活動電位の幅が短くなり、心房の不応期も短縮することになります。

　不応期が短縮すると細胞はすぐに再興奮できるので、興奮の渦が小さく細かくなります。すると心房細動はますます止まりにくく、持続しやすくなってしまいます。

　このような現象を心房筋の電気的リモデリングといいます。実際には細胞内へのCa^{2+}流入が減ってくれば収縮力も落ちるため、電気的だけでなく、機械的リモデリングも引き起こし、心房収縮が弱まることになるので、血液がうっ滞して血栓ができやすい土壌を形成することにもつながります。

　このようにCa^{2+}過負荷による細胞死を防ぐための適応（ネガティブフィードバック）が心房細動をある意味では悪化させる（ポジティブフィードバック）ことにもつながっているのです。

　アミオダロンやベプリジル（ベプリコール®）という薬にはこのリモデリングを逆行させる特殊な作用のあることが実験的に示されており、従来とは異なる機序の抗不整脈作用を発揮する可能性が推測されています。

第2章

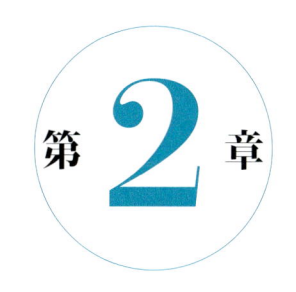

症例1

高齢男性の頻脈性持続性心房細動

症例1　82歳 男性　高血圧

> **図4**　症例1　82歳 男性：高血圧、無症状
>
> **82歳　男性**
>
> 高血圧で2カ月毎に独歩通院していた
>
> 定期受診時に偶然AFを発見
> だが本人は気付かず無症状
>
> BP 133/75mmHg　HR 140/分

三田村　82歳の男性。高血圧の治療のため2カ月ごとに独歩で通院。ある定期受診時に偶然心房細動が見つかった。本人に症状はなく、でも実はハートレートが速かったというケースです（図4）。このくらい速くても分からない人は分からないのだなというのが少し意外でしたが、そういう例もあるのですね。

この人は通院していたから気付きましたが、気付かれなかったらどうなっていたと思いますか？

酒井　脳梗塞になる。

三田村 脳梗塞になるかも知れませんが、もう一つ大事なのは頻脈性心筋症です。頻脈が継続すると心室の収縮力も弱くなっていって、やがて心不全を起こす。症状がある人はその前に受診するからそこまでいきませんが、主に症状のない人で起こりやすいですね。

最近は高血圧だけで受診する人に毎回聴診はしない場合が多いので不整脈を見落としがちですが、定期受診でも血圧測定は行っていると思うのでそれが一つのポイントになります。血圧はどういう方法で測っていますか。

酒井 病院では自動血圧計ですね。

三田村 自動血圧計で脈拍の数値も一緒に出るものなら、それでいつもより速いと判断できるし、音が出るタイプのものは、患者さん自身が「音が乱れている」と言ってくる人がいます。血圧測定のとき聴診器で聴けばもちろんわかります。だから血圧を測ることによって心房細動に気付く場合があるのです。ちなみに、横田先生のいる地域の診療所では毎回聴診をしますか？

横田 そうですね。地域の診療所ではやはり高齢者が多いので、心音は毎回聴くようにしています。

三田村 さて、マネジメントするにあたって、まず身体所見ではどういう点を確認しますか？

横田 レートも速いので、まずは心不全を起こしていないかどうかを確認します。

三田村 心不全を起こしていないかどうかはやはり気になりますよね。そこで難しいのはこの人を入院させるかどうかです。レートが速いから入院させてもいいが無症状なのでどうするか……ですね。横田先生、心不全があるかどうかを端的にみるポイントは何ですか？

横田	心房細動になって時間が経過していれば心不全になっているので、体の浮腫があるかどうかをみると思います。それから頸静脈怒張もみますね。
三田村	浮腫は非特異的ですよね。肝臓、腎臓、低蛋白、その他でも起こります。やはり心不全、特に右心不全に特異的なのはjugular vein（頸静脈）ですからみなくてはいけませんね。それから？
横田	肝腫大。
三田村	肝腫大も一応はみた方がいいですね。これも右心不全のサインですね。その他は？
横田	聴診をして、あとは肺野のラ音を確認します。
三田村	肺うっ血がないかをみるということですね。心音では？
横田	心音ではⅢ音の確認ですね。
三田村	Ⅲ音がないかどうか。レートが速いから、もしⅢ音があればギャロップになっている可能性があるので、それが出ていないかどうかの確認ですね。 結果として明らかな心不全はなかった。これがその人の心電図です（図5）。確かに速くて無症状です。この状態が続けばやはり心不全になったと思います。では、この心電図でみるべきポイントは何ですか？
横田	急性冠動脈疾患がないかどうか。
三田村	そうですね。高齢者だし、虚血がプライマリーにあって心房細動を起こしている可能性と、心房細動の結果虚血を起こしている可能性の両方が考えられますね。この人はどうですか？

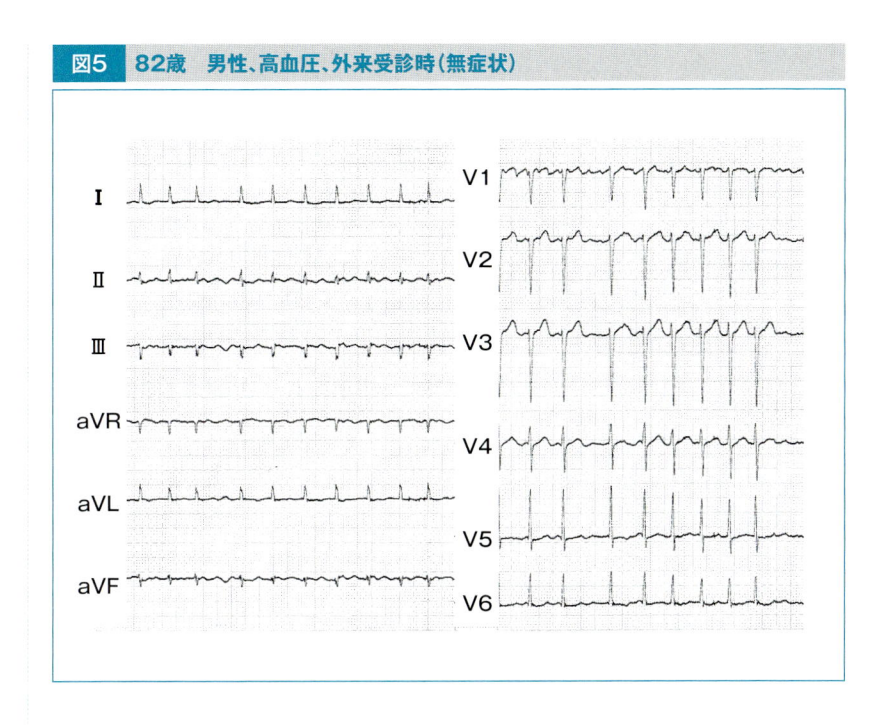

図5　82歳　男性、高血圧、外来受診時（無症状）

横田　胸部誘導のV1、V2、V3誘導辺りはちょっと微妙な感じですが……

三田村　確かに迷いますね。第Ⅲ誘導とaVFは一見Qかなと思うけれどよく見ると呼吸性の変化に伴ってR波が一応あって、それからV1、V2、V3はややpoor R progressionですが、それでも徐々にR波が出てきているので心筋梗塞という感じではない。STの変化も明らかに虚血性といえるものは出ていないという読みでよいと思います。ということで、次は何をしますか？

平田　検査としては、今後の治療に関係することとして心エコーをすると思います。

三田村　心エコーでは何をみますか？

平田　心臓弁膜症、あとは薬剤選択にも関係してくるので左室駆出率をみます。

三田村　このくらい頻脈だと、ちょっと正確には出ないけれどね。

平田　はい。それからIVC（下大静脈）の拡張の有無。

三田村　それは右心不全の程度をみるということですね。

平田　はい。虚血も含めて左室壁運動もみます。

三田村　あとは左房径やもやもやエコーがないかもみてほしいですが、大体よいと思います。では、血液では何をチェックしますか？

横田　高血圧だけということですが、今後、抗凝固療法を行うかどうかという意味で血糖値、HbA1cはみておきたいですね。

三田村　そうですね。

横田　それから腎機能、肝機能をみておきたいですね。

三田村　うっ血の程度を見るために肝機能も参考になりますが、心不全の有無という意味ではBNPは必須でしょう。もっとも心不全がなくても心房細動中に200pg/mL近くまでBNPが上昇することはありますが、心筋炎などを考えて一応CRPも押さえておきたい。それからPT（プロトロンビン時間）、場合によってはD-dimerまでみておくケースもありますね。もちろん白血球やヘモグロビンなど一通りはみておく必要があります。その他、レートの速い心房細動で忘れてはならないのは甲状腺機能が亢進していないかどうかをチェックしておくことです。

結果的に、この方はBNPが少し上昇していたという以外はこれといった異常はありませんでした。

> **まとめ** 心房細動が見つかったら

- 心不全の有無を確認（頸静脈怒張、肝腫大、肺ラ音、Ⅲ音）
- 虚血性心疾患の有無を確認
- 心エコー
  →心臓弁膜症、左室駆出率、左房径、IVCの拡張、もやもやエコー
- 血液検査
  →血糖値、HbA1c、BNP、肝機能、クレアチニン、CRP、プロトロンビン時間、aPTT（活性化部分トロンボプラスチン時間）、甲状腺ホルモン

レートコントロールをどのようにするか？

三田村　では、どういうマネジメントをしますか？

酒井　無症状なので積極的にリズムコントロールをする必要はない。レートが安静時130/分くらいなので少しレートを下げる。またCHADS$_2$スコア（後述）が年齢と高血圧で2点ということになるので、抗凝固療法を始めると思います。

三田村　そうですね。心房細動をみたら抗凝固療法をまず考える、というのが大原則です。これについては後ほどディスカッションすることにして、基本的には、心房細動を止めるか止めないかという選択になると思います。リズムコントロールとレートコントロールを比較したAFFIRM studyによると生命予後に差はないという結果でした。ですからどちらの選択肢もありですが、特に症状のない人にリズムコントロールをする必要はないですね（図6）。

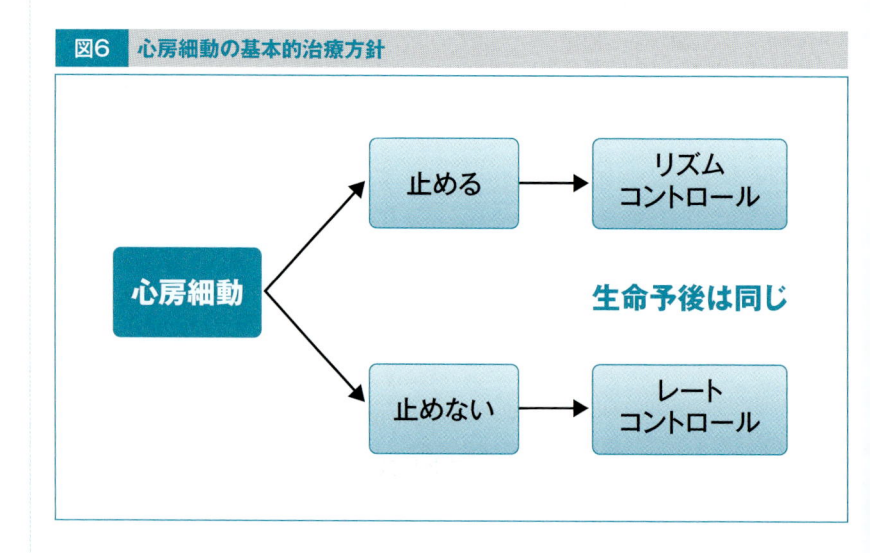

図6　心房細動の基本的治療方針

```
                止める  →  リズムコントロール
心房細動  <                              生命予後は同じ
                止めない → レートコントロール
```

三田村　ではレートコントロールに何を使うか。昔から使われているのはジギタリスですが、ジギタリスにはちょっと問題があります。

横田先生、どういう問題がありますか。

横田　ジギタリスは、運動時のレートを下げない。

三田村　そうですね。ジギタリスのレートを下げるメカニズムは副交感神経系を活性化し、結果としてCa^{2+}の流入を減らすというものです。副交感神経を介してということは、副交感神経が強くなっているときは効くけれど、交感神経が強いときにはあまり効かないということになる。別な言い方をすると、夜中、寝ているときは脈がどんどん遅くなるけれど、昼間、活動したり運動しているときは抑えてくれない。それがジギタリスの一番の問題です。

それから発作性心房細動にはあまり効きません。慢性心房細動でも、今話したように運動時には効かないし、夜間に徐脈がより高度になってしまう。またジギタリスは、副交感神経を刺激してアセチルコリン感受性K^+電流を増やして心房筋の活動電位を短くするので心房細動が維持されやすくなります。またNa^+-K^+交換ポンプを阻害するので、Na^+の排出を妨げて、それがNa^+-Ca^{2+}交換機構を介して細胞内のCa^{2+}を増やすので心房のリモデリングを進めて慢性化を促してしまう（p.27 Mini Lecture参照）。高齢者や腎臓の悪い人は、ジギタリス中毒になりやすいということがあります。もう一つ、特殊な例ですが、WPW症候群の心房細動例にジギタリスを使うと心室細動（VF）を誘発する危険性があります。そういった問題が知られています。

では、このケースではどうやってレートコントロールをするか。

酒井　一応、心機能は問題ないということですよね。心機能、特に右室の収縮能が悪い場合は、一般的にはジギタリスをファーストチョイスにするけれど、問題なければβ遮断薬がファーストチョイスになると思います。

三田村　レートコントロールは、まず心機能を確認して、心機能、特に収縮能が悪い場合はジギタリスが第1選択。それでもコントロールが不十分な場合は少量のβ

遮断薬も併用する。少量から始めないと、β遮断薬の陰性変力作用が心不全を悪化させることがあります。心機能が良い場合、あるいは拡張不全だけの場合は、β遮断薬、あるいはCa拮抗薬が第1選択。それが不十分な場合にジギタリスを追加するというのが一般的です。この方にはβ遮断薬を出して、レートは比較的早めに治まりました。

酒井　一つ質問ですが、教科書にはβ遮断薬かCa拮抗薬と書いてありますが、どういうふうに使い分けたらいいのですか？

三田村　Ca拮抗薬は直接的にCa^{2+}の流入を防ぐけれどβ遮断薬は間接的にCa^{2+}の流入を防ぐ。作用としては同じです。ただ、β遮断薬はカテコールアミンなど交感神経が賦活化したときにより効きやすいので、発作性の場合はβ遮断薬の方がいいと私は思っています。

酒井　β遮断薬にもいろいろな薬剤がありますが、その使い分けがよく分からないのですが。

三田村　中でも比較的脈を落とす作用があるのはビソプロロール（メインテート®）でしょうか。心機能が良くただ脈が速いという場合には、基本的に$β_1$セレクティブな薬剤ならどれでもコントロールがつくと思います。

カルベジロール（アーチスト®）は、心不全でも洞調律という人に少量のβ遮断薬を、ということで使う場合が多いですが、レートがただ速いというのを抑えるには少し弱い印象です。

Ca拮抗薬よりもβ遮断薬の方が1日1回でコントロールできるケースが多いと思いますが、喘息やCOPD（慢性閉塞性肺疾患）、ASO（閉塞性動脈硬化症）などがある例ではβ遮断薬よりもCa拮抗薬が優先されます。

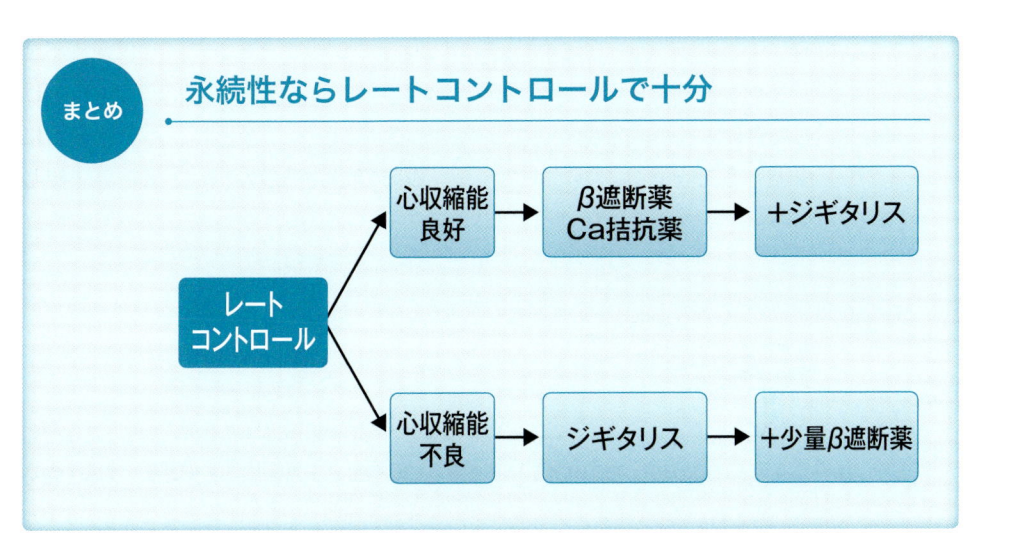

まとめ 永続性ならレートコントロールで十分

```
                    ┌─ 心収縮能良好 → β遮断薬/Ca拮抗薬 → ＋ジギタリス
レートコントロール ─┤
                    └─ 心収縮能不良 → ジギタリス → ＋少量β遮断薬
```

抗凝固療法を忘れるな

三田村　この患者さんへの治療として、酒井先生がレートコントロールと抗凝固療法ということを言いましたが、そこは非常に重要なポイントです。特にCHADS$_2$スコア（図7）が1点以上（このケースは高齢と高血圧で2点）であればレートコントロールだけでは駄目で、抗凝固療法が必須になります。

図7　CHADS$_2$スコア

Congestive heart failure	心不全／左室駆出率<40%	1点
Hypertension	高血圧	1点
Age ≧75y	75歳以上	1点
Diabetes Mellitus	糖尿病	1点
Stroke/TIA	脳卒中／TIA／塞栓症	2点

周知のように心房細動で一番怖いのは脳梗塞ですね。「AF患者をみたらまず脳梗塞を心配しろ」というのが鉄則です。「心臓じゃない。守るのは頭！」と私はいつも言っています。心房細動はもともと良性の不整脈といわれていて命取りになることは少ないけれど、脳梗塞をどうやって防ぐかが問題です。

ちょっと話がそれますが、心房細動でも突然死が絶対起こらないというわけではありません。どういう場合に突然死がありますか？

平田　WPW症候群の合併。

三田村　そうですね。WPW症候群は突然死を起こします。それ以外にも突然死を起こす例がいくつかあります。虚血性の心臓病がベースにあって心房細動が起こり、それが虚血を起こしてVFを起こすというパターンも深刻です。まれですが、HCM（肥大型心筋症）でAFが起こった場合にVFを起こすこともあるといわれています。それからBrugada症候群ではAFを合併することが2割くらいあって、その結果というわけでは必ずしもありませんがVFを誘発することがあります。

とはいえ、やはり臨床上一番重要なのは脳梗塞です。AFがあると脳卒中になるリスクはAFがない人に比べて約5倍になる。無治療のAFは年間5％くらいの頻度で脳卒中になる。AFで脳卒中になると1年以内に5割死亡する。そのくらい重篤です。「5」という数字で覚えておけばいいですね（図8）。AFの脳卒中をよくノックアウト型の脳卒中という言い方をしますが、突然起こって致命的になりやすいということですね。

図8　「5」がポイント！

- AFがあると脳卒中になる危険が**5**倍に
- 無治療のAFは**5**％/年の頻度で脳卒中に
- AFで脳卒中になると1年以内に**5**割死亡

三田村　ではなぜ心房細動患者の脳梗塞は重篤なのか。

酒井　突然、血栓が飛んで広範な範囲の梗塞が起こることが多いと思います。

三田村　コラテラル（側副血行路）ができる前に飛ぶから余裕がないわけですね。それが一つですが、重篤になる一番大きな要因は脳梗塞が大きいからなのです。ではなぜ脳梗塞が大きいのだろう？

横田　太い血管で詰まるから。

三田村　太い血管で詰まるから脳梗塞が大きい。ではなぜ太い血管に詰まるのか？

酒井　大きい血栓が飛ぶから。

三田村　そうですね。ではなぜ大きい血栓が飛ぶのか？　心房細動の血栓は血流が遅いところにできる血栓だから、小さい血栓では飛びにくいのです。血流が速いところ、例えば頸動脈などには小さい血栓がパラパラと飛ぶわけです。そういう場合は細い血管が詰まる。血流が速いから血栓が大きくなるまで育たないわけです。心房というのは静脈系と同様にきわめて血流が遅い。足の深部静脈血栓と同じですね。深部静脈血栓が飛んで肺に詰まれば大きい塞栓症、肺梗塞を起こすことがある。静脈系は血栓が大きくないと飛ばないわけです。その血栓も赤血球が多くてぶよぶよしている。抗血小板薬よりも抗凝固薬を使わないといけないというのはそういうことからです。

心房細動になるとなぜ血液がうっ滞するかは先ほど少し話しましたが、細かい興奮が続くと心房収縮が弱まる。それから心房の至るところで非同期的に収縮と拡張が起こるから、血液が前に進まないでうっ滞する（図9）。血液がうっ滞するとshear stress（ずり応力）が低下し、心内膜でのNO（一酸化窒素）の産生が減る。NOというのは抗凝固に働くのでその産生が減ると血栓ができやすくなる。特に左心耳というのは袋小路のような形をしていて、そういうところにできやすいということがあります。

図9 心房の至るところで、時相がずれて興奮・収縮

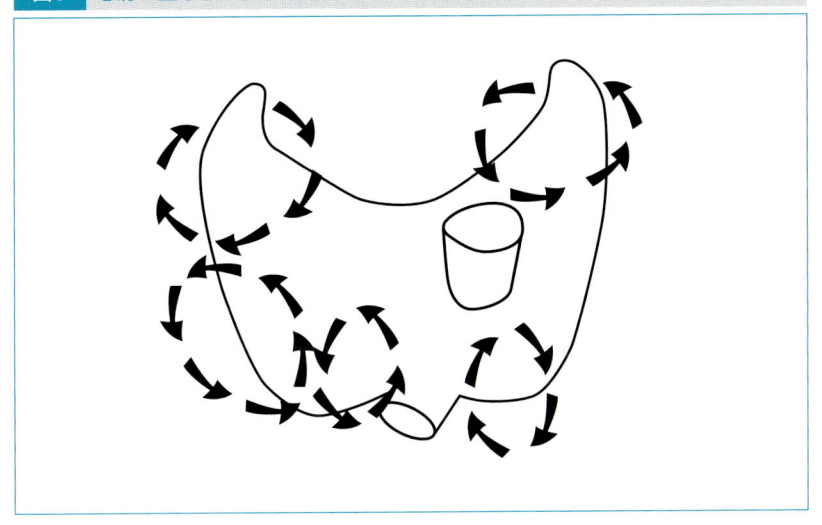

では、心房細動になると血栓はどのくらいすぐにできるのか？ 経食道心エコーで調べたある調査によると、心房細動後72時間以内で14%に左心耳血栓が認められました。48時間を超えた人に電気ショックによる除細動を施した場合5〜7%が塞栓症を起こすといわれています。ロシアンルーレットみたいなものですね。抗凝固療法を行わないで除細動すると20人に1人は脳梗塞を起こすということです。怖いですね。ですから患者が動悸を止めてくれ、といっても安易に除細動してはいけません。最低でも3週間以上の抗凝固療法か、経食道心エコーによって血栓がないのを確認することが必要です。

やはり血栓は時間と共にできるのだということです。
では発作性心房細動と慢性心房細動を比べると、どちらに塞栓症が多いと思いますか？

酒井　慢性の方だと思います。

三田村　慢性の方が多いと思うでしょう。ところが比較すると発作性であろうと持続性であろうと、塞栓症の頻度は変わらないのです。

この不思議な理由の背景には何があるかというと、時間よりももっと影響力の大きい因子が関与している、ということです。それがCHADS$_2$なんですね。CHADS$_2$が表しているファクターというのは主に内皮機能の問題なのです。CHADS$_2$スコアが高いということは血栓を作りやすい病的な内皮機能になっているということです。そこに心房細動が加わると時間が短くても一気に血栓ができる。内皮機能の良い人は心房細動になってもすぐに血栓はできない。多分そういうことがあるのだと思います。ですからCHADS$_2$スコアを見ることがとても重要です（図10）。これによって脳卒中の年間発症率を予測できるので便利です。大まかな覚え方としてCHADS$_2$スコア0点なら2%、1点なら3%で、あとは一つおきに倍々となっています。私はAF患者が外来を受診すると不整脈の症状を聴く前に、この人はCHADS$_2$が何点か、ということを計算するようにしています。そうすることでまず脳卒中の危険性を把握できるし、患者への説明にも使えます。

最近、CHA$_2$DS$_2$-VAScという新しいスコアも提唱されています（図11）。CHADS$_2$に「動脈硬化」、「65歳」、「女性」という項目が加わった。CHADS$_2$スコアでは0点、1点の人が多く心房細動患者の半数を占め、ローリスクの人が多過ぎて層別化がうまくできないためにこの新しいスコアが考えられました。一般的にはCHADS$_2$スコアだけ覚えていればよいと思いますが、あとで他の因子についても少し説明します。

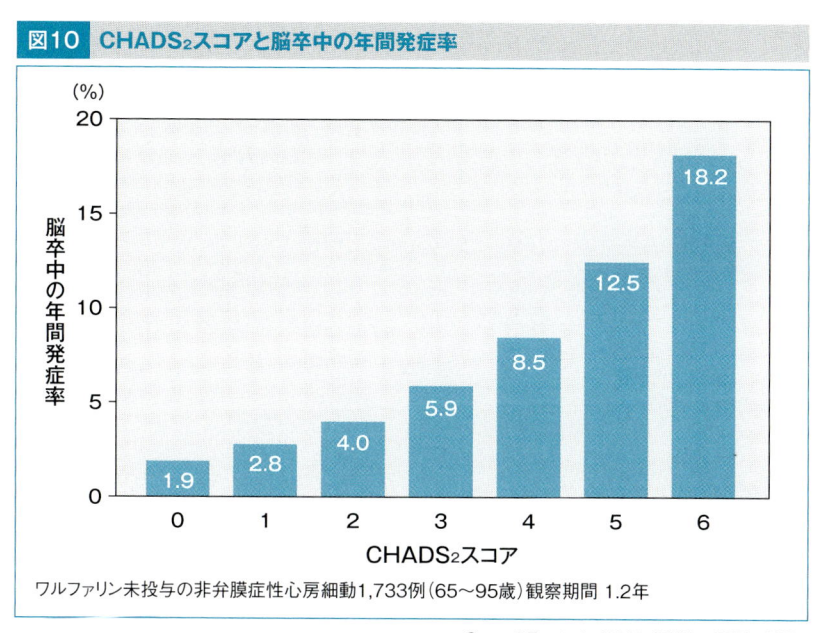

図10 CHADS₂スコアと脳卒中の年間発症率

(%)
- 0: 1.9
- 1: 2.8
- 2: 4.0
- 3: 5.9
- 4: 8.5
- 5: 12.5
- 6: 18.2

縦軸：脳卒中の年間発症率
横軸：CHADS₂スコア

ワルファリン未投与の非弁膜症性心房細動1,733例（65～95歳）観察期間1.2年

Gage BF, et al. JAMA 2001; 285: 2864

図11 CHA₂DS₂-VASc スコア

Congestive heart failure	心不全/左室駆出率<40%	1点
Hypertension	高血圧	1点
Age ≧75y	75歳以上	2点
Diabetes Mellitus	糖尿病	1点
Stroke/TIA	脳卒中/TIA/塞栓症	2点
Vascular Disease	心筋梗塞/大動脈プラーク 末梢動脈疾患など	1点
Age 65~74y	65歳以上	1点
Sex Category	女性	1点

Lip GY, et al. Chest 2010; 137: 263

今までのところを復習すると……心房細動の脳梗塞を予防するには、血栓のメカニズムを考えるとCHADS$_2$スコアが低い状態を維持することが重要なのが分かる。だから生活習慣病を予防することが大事なのですね。生活習慣病のない人は心房細動になってもそれほどあわてなくてもいいわけです。

すでに生活習慣病がある人は血液のうっ滞を防ぐしかないから、心房細動を止める、あるいはアブレーションのような治療をすることになる。それもできない、あるいは不十分な人には抗凝固療法をする。それが基本的な考え方です。

まとめ **脳梗塞を予防するには、**

心房内に血栓ができないようにするには・・・
1. 心房細動をみたらまず脳梗塞を心配
2. 心房細動患者が来たらまずCHADS$_2$スコアを計算
3. 抗凝固療法(−)の患者で48時間以上続く心房細動の除細動は原則禁忌

抗凝固療法ではどの薬剤を選ぶか

三田村　次に、具体的な抗凝固療法の話に入ります。抗凝固療法が弱いと血栓塞栓症になる。強ければ血液はサラサラになるけれど同時に出血のリスクが生じるのでそこが難しい。だから治療域はその間を取らないといけないわけです（図12）。

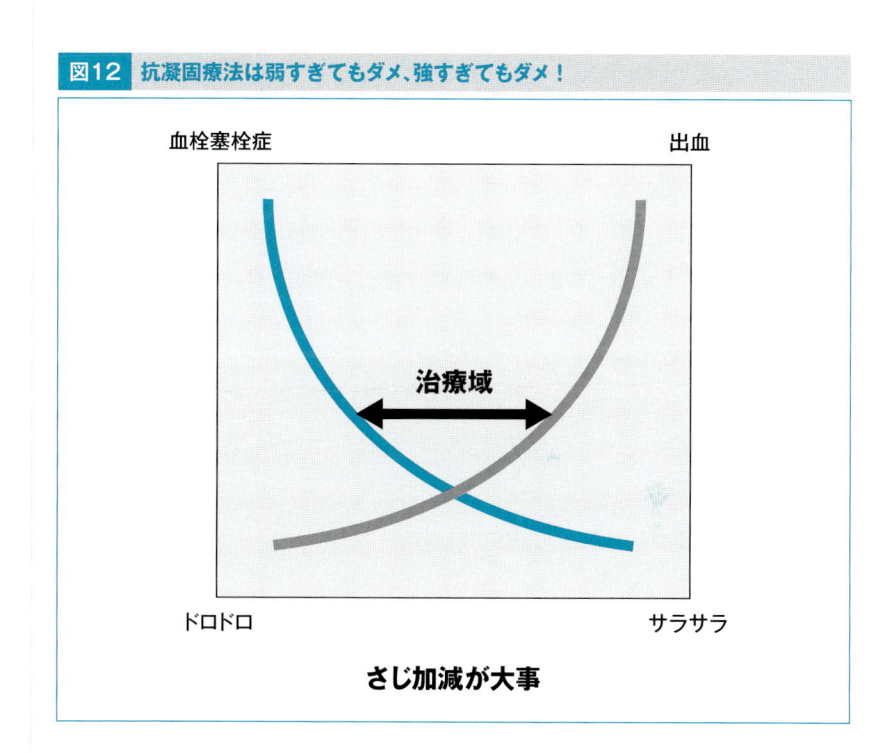

図12　抗凝固療法は弱すぎてもダメ、強すぎてもダメ！

血栓塞栓症　　　　　　　　　　　　　出血

治療域

ドロドロ　　　　　　　　　　　　　　サラサラ

さじ加減が大事

アスピリンは動脈系の、成分に血小板の多い血栓に対して有効な薬剤ですが、かつてはローリスクの心房細動患者にも使っていた時代がありました。リスクの低い非弁膜症性心房細動患者に対してアスピリン群とコントロール群を比較したJAST studyの結果、心血管死や症候性の脳梗塞はなぜかコントロール群よりもアスピリン群の方が少し多かった。また重大出血もアスピリン群の方が多かった。つまりメリットはなくてデメリットだけが多いということが分かり、今では心房細動患者にはアスピリンは使用しない時代になっています。

この方は75歳を超えているから1点、高血圧があるから1点で、CHADS$_2$スコア2点なのでワルファリンとメインテート®が開始されました（図13）。

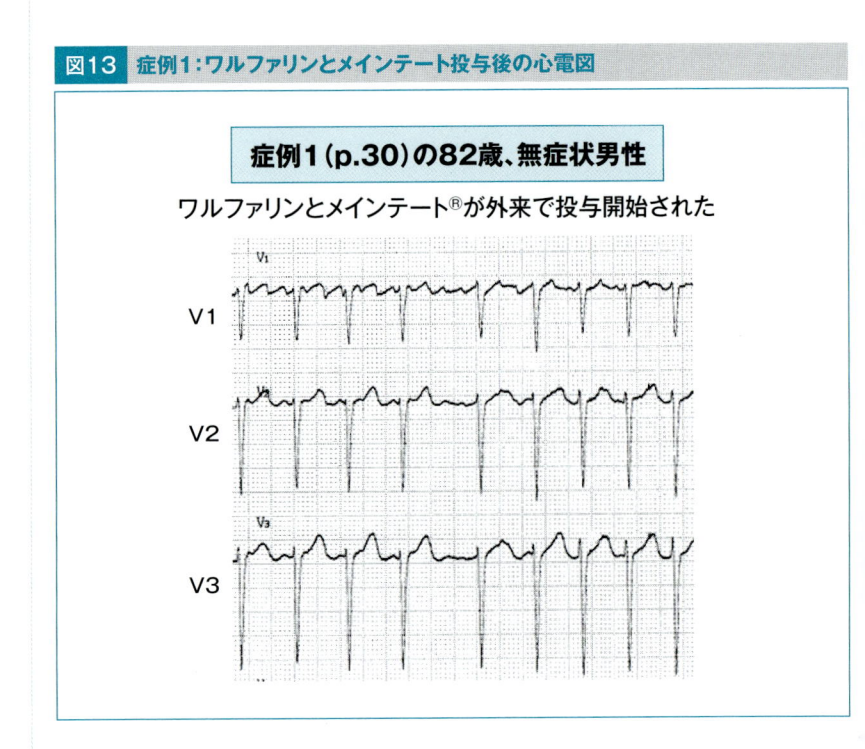

図13　症例1：ワルファリンとメインテート投与後の心電図

症例1（p.30）の82歳、無症状男性

ワルファリンとメインテート®が外来で投与開始された

ところがその2日後に脳梗塞を起こしてしまった（図14）。治療方法は間違っていませんが、この症例のポイントは何かというと、無症状だから心房細動がいつから起こっているのか分からない、そしていつから血栓ができていたのかも分からなかったという点ですね。

ではワルファリンを始めたのに脳梗塞になったのはなぜか？

酒井　ワルファリンを飲み始めた初期は過凝固になるから。

図14 症例1:ワルファリン開始2日後に脳梗塞

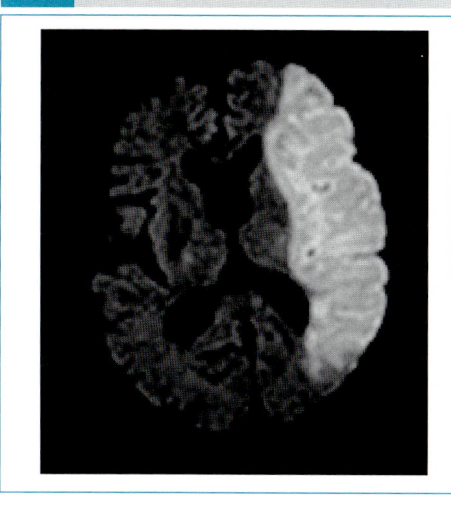

しかし、ワルファリン開始2日後にこの脳梗塞

何がいけなかったのか?

三田村　確かに最初は抗凝固として働くプロテインCの産生が先に抑制されるので過凝固を来す、といわれますね。それと何よりも凝固因子である第Ⅱ、Ⅶ、Ⅸ、Ⅹ因子の抑制に時間がかかることが大きいです。ワルファリンはすぐには効果が出ません。それにそもそも何mg投与すればちょうどよいのかが分からない。日本人は平均3mgで治療域に達する人が多いといわれています。でも1mgで効く人もいれば8〜9mgでも効かない人もいる。遺伝子多型の影響といわれ、人種によっても違うのですが、人によって幅があり開始時には予測できないので試行錯誤で少量から始めるというのが一般的です。私は通常は2mgで始めて1週間後にみるというやり方をしています。この方はワルファリンが効く前に脳梗塞が起こってしまったわけで、これはやはりワルファリンという薬の大きな問題点です。

ワルファリンはビタミンKサイクルを抑える作用があるのですが、どうして効果発現に時間がかかるのか、知っていますか?

平田　凝固因子の中で、ビタミンK依存性の因子というのが第Ⅱ、Ⅶ、Ⅸ、Ⅹ因子とあってその合成を抑えるわけですが、血中に前からあるこれらの因子は半減

期に従って徐々にしか減っていかないので、残っている凝固因子が効果を発揮しているということだと思います。

三田村　それが正解です。もちろん他にも納豆菌が腸内でビタミンKを産生したり、いろいろな併用薬がCYP代謝に関係する、遺伝子多型も関係する、そういった影響を受けて効き方がバラバラということも関係していますが、最終的には特定の凝固因子4つの生成を抑えきるまでの時間が影響している。生成を抑えるということは、既に血中に出ている凝固因子はそのまま働いているということです。イメージ的にはビタミンKサイクルがぐるぐるまわっていて、そこにワルファリンが入るとビタミンK依存性の因子が作られなくなり、全部消えるとトロンビンができなくなる、フィブリンもできなくなるという流れになるわけです（図15）。それに数日かかるのですね。それがワルファリンの問題点です。

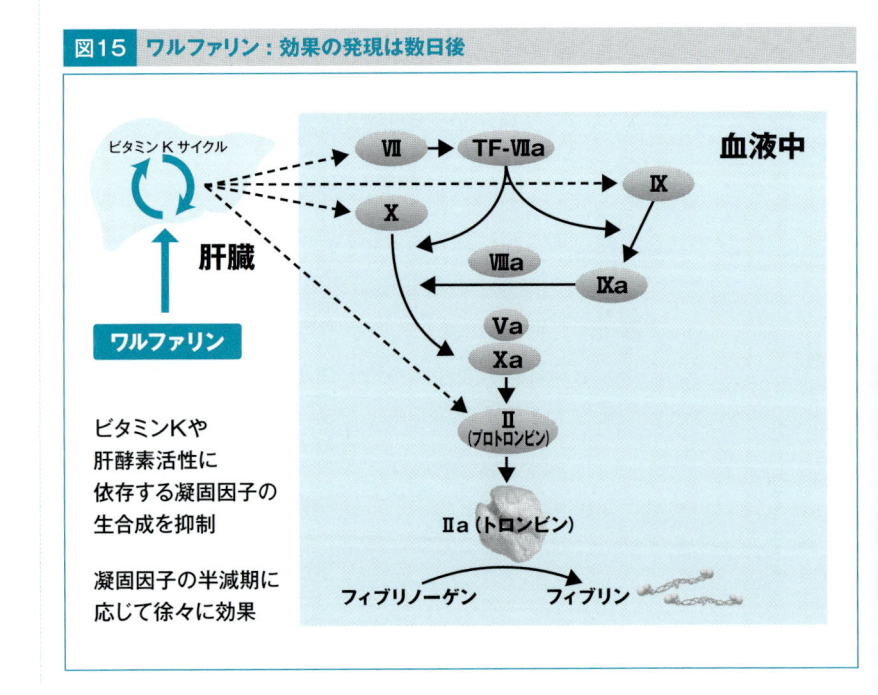

図15　ワルファリン：効果の発現は数日後

ビタミンKや肝酵素活性に依存する凝固因子の生合成を抑制

凝固因子の半減期に応じて徐々に効果

そこでビタミンKや酵素活性に影響されずに直接凝固因子を遮断できる薬剤が求められたのです。直接遮断するために、凝固カスケードの一番最後の部分をブロックしようというのが新規抗凝固薬といわれるものです（図16）。NOAC（new oral anticoagulant、ノアック）とも呼ばれています。直接トロンビン阻害薬のダビガトラン（プラザキサ®）、第Xa因子（FXa）阻害薬のリバーロキサバン（イグザレルト®）、アピキサバン（エリキュース®）、エドキサバン（リクシアナ®）などです。これらの薬剤は直接凝固因子をブロックするので、すぐに、具体的にいうと2～4時間で効きます。ヘパリンでブリッジする必要がなくなるわけですね。ただし半減期も半日と短いので、すぐに効果が元に戻ってしまいます（図17）。

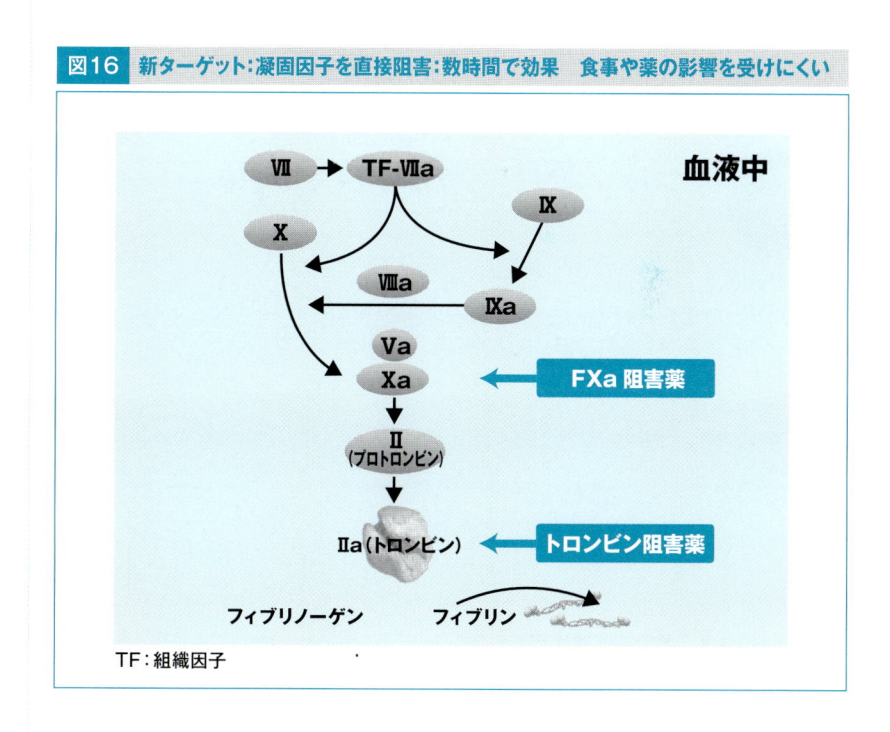

図16 新ターゲット：凝固因子を直接阻害：数時間で効果　食事や薬の影響を受けにくい

TF：組織因子

図17 新規経口抗凝固薬（NOAC）

	ダビガトラン	リバーロキサバン	アピキサバン	エドキサバン
標的因子	トロンビン	FXa	FXa	FXa
生体利用率(%)	低	高	中	中
服用回数(/日)	2回	1回	2回	1回
半減期	半日	半日	半日	半日
腎排泄(%)	4/5	1/3	1/4	1/3
CYP3A4影響	−	+	+	+
過量確認	aPTT	PT	−	?

まとめ　ワルファリンに替わる薬への期待

1. ビタミンK（食事）に影響されない
2. 肝臓の酵素活性（遺伝子多型、併用薬）に影響されない
3. 凝固因子を直接遮断して速効
    ⇒速効
    ⇒一定量で効果（原則としてモニター不要）

もし新規抗凝固薬だったら……

三田村 新規抗凝固薬であるダビガトラン、リバーロキサバン、アピキサバンとワルファリンを比較したところ、脳卒中や全身塞栓症に対する予防効果は同等か新規抗凝固薬の方が良い（図18）、大出血は同等かあるいは一部の新規抗凝固薬ではやや少ない（図19）、ということがいろいろなスタディで分かってきました。一つ一つのスタディは対象も方法も異なるので単純な比較はできませんが（図20）、それでもいくつか分かってきたことがあります。

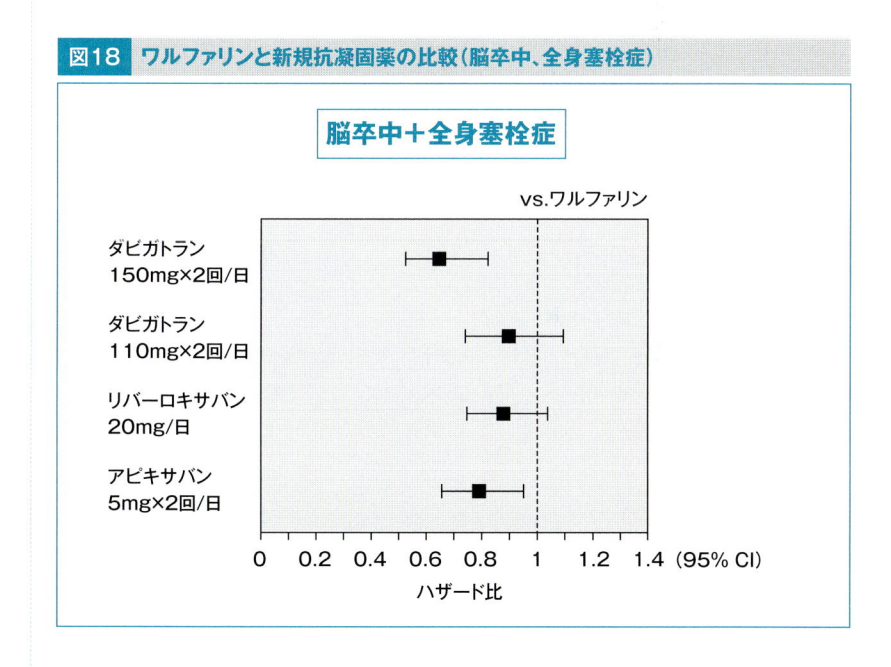

図18　ワルファリンと新規抗凝固薬の比較（脳卒中、全身塞栓症）

図19 ワルファリンと新規抗凝固薬の比較(大出血)

大出血
vs.ワルファリン

(ハザード比、95% CI のフォレストプロット)

- ダビガトラン 150mg×2回/日
- ダビガトラン 110mg×2回/日
- リバーロキサバン 20mg/日
- アピキサバン 5mg×2回/日

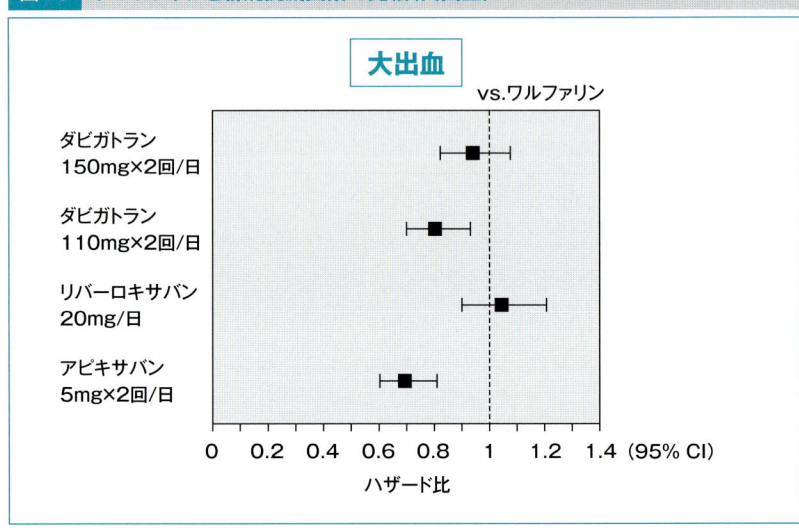

横軸:ハザード比 0 〜 1.4 (95% CI)

図20 大規模試験で効果と安全性を評価

vs.ワルファリン

薬剤	ダビガトラン	リバーロキサバン	アピキサバン
試験名	RE-LY	ROCKET	ARISTOTLE
比較試験	Open(ダビガトランの2用量はBlind)	Blind	Blind
減量調節	なし	Ccr30〜49mL/分	≧80歳、体重<60kg ≧Cr1.5mg/dL のうち2つ以上
平均CHADS₂	2.1	3.5	2.1
TTR	64%	55%	62%
アスピリン	40%	36%	31%
			2種以上の抗血小板薬の併用禁

TTR(Time in Therapeutic Range):全投与日数に占めるINR目標達成期間の割合
Cr:血清クレアチニン
Ccr:クレアチニンクリアランス

消化管出血はダビガトラン150mg1日2回とリバーロキサバンで若干多かったということがありますので(図21)、高齢者や抗血小板薬併用例、消化管に病気のある人は注意しなくてはいけません。

このスタディで最もショッキングなデータは、全ての新規抗凝固薬でワルファリンよりも頭蓋内出血が少なかったという点です(図22)。脳梗塞を減らす薬というのは、強力であればあるほど脳出血が増えるのではないか、というイメージがありますよね。ところが新規抗凝固薬ではどちらも減ったというところがポイントで、とりわけ頭蓋内出血はワルファリンに比較して極端に減っています。そこが新規抗凝固薬の大きな魅力ですね。

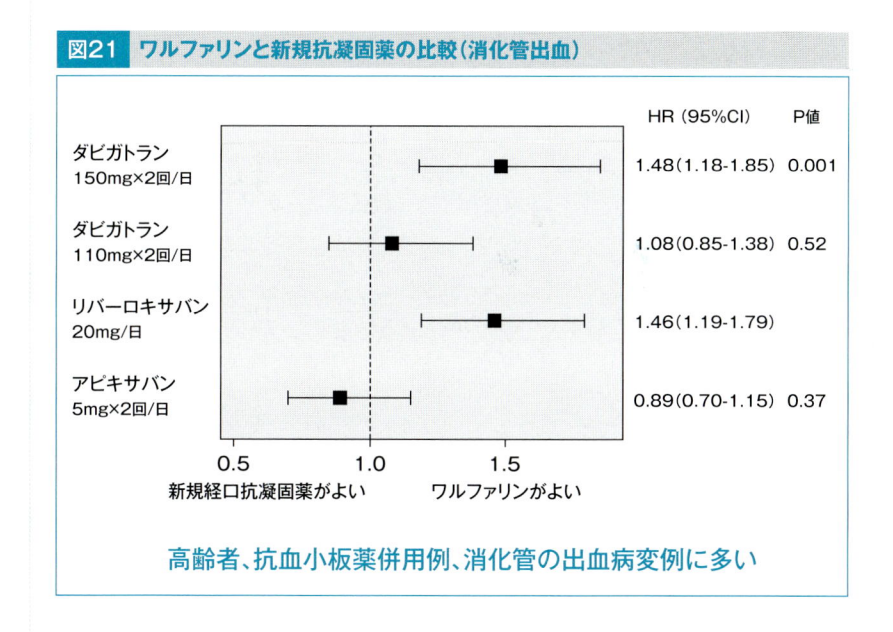

図21 ワルファリンと新規抗凝固薬の比較(消化管出血)

	HR (95%CI)	P値
ダビガトラン 150mg×2回/日	1.48(1.18-1.85)	0.001
ダビガトラン 110mg×2回/日	1.08(0.85-1.38)	0.52
リバーロキサバン 20mg/日	1.46(1.19-1.79)	
アピキサバン 5mg×2回/日	0.89(0.70-1.15)	0.37

新規経口抗凝固薬がよい ← → ワルファリンがよい

高齢者、抗血小板薬併用例、消化管の出血病変例に多い

図22 ワルファリンと新規抗凝固薬の比較(頭蓋内出血)

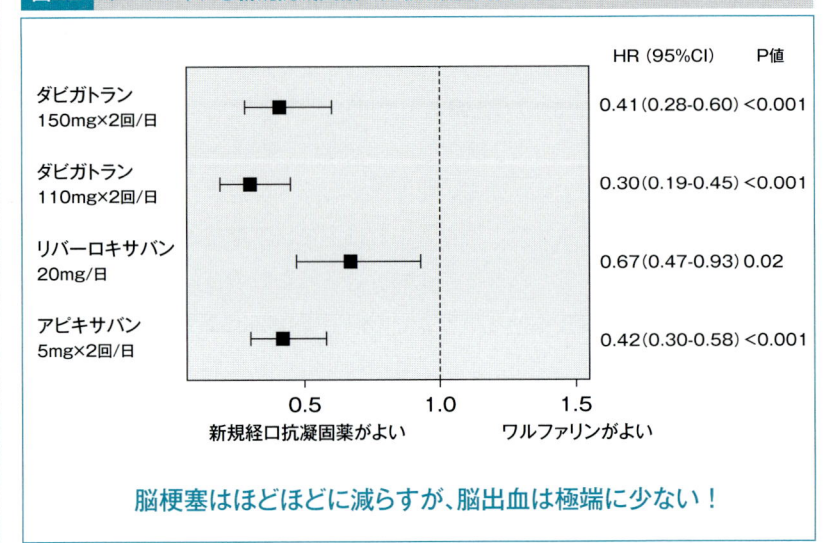

	HR (95%CI)	P値
ダビガトラン 150mg×2回/日	0.41(0.28-0.60)	<0.001
ダビガトラン 110mg×2回/日	0.30(0.19-0.45)	<0.001
リバーロキサバン 20mg/日	0.67(0.47-0.93)	0.02
アピキサバン 5mg×2回/日	0.42(0.30-0.58)	<0.001

新規経口抗凝固薬がよい ← → ワルファリンがよい

脳梗塞はほどほどに減らすが、脳出血は極端に少ない！

ですから今後の課題としては、現状ワルファリンでうまくコントロールできている例をどうするか？ということです。今うまくいっていても今後脳出血を起こす可能性があるということは、新しい抗凝固薬にスイッチする一つの大きな理由になるのではないかと思います。

この症例に話を戻すと、すぐに抗凝固薬の効果が発揮されていれば脳梗塞を防げたかも知れない。そういう意味でこの方は新しい薬を使っていたら、その効果出現も早かったでしょうから、助けられたかも知れないというケースです。

わが国の心房細動治療ガイドラインでは、2008年の時点ではCHADS$_2$スコア2点以上でワルファリンの使用を推奨していましたが、新規抗凝固薬では脳出血のリスクがワルファリンよりも低いことが分かったため、よりCHADS$_2$スコアの低い例にも適用を広げて、脳梗塞を予防しよう、という流れに変わってきました。2011年に発表された緊急ステートメントではCHADS$_2$スコ

ア1点でも新規抗凝固薬が推奨されています。私の個人的なサジェスチョンとしては、ある程度リスクのある人、例えば65歳以上、肥大型心筋症などの器質的心疾患、左房径拡大、もやもやエコーの例やBNP200pg/mL超、D-dimer0.5μg/mL超などではCHADS$_2$スコアがたとえ0点であっても新規抗凝固薬を使用すべきと思っています。

平田　質問があるのですが、この方は高血圧で82歳ということで、初回の心房細動発見時から抗凝固療法を行ったわけですが、仮に50歳とか40歳の方で、高血圧だけがあって、たまたま健診で見つかったという場合にすぐに抗凝固療法を開始するということは妥当でしょうか？

三田村　CHADS$_2$スコア1点ということですね？ 1点ならやはりすべきでしょう。

平田　そう思うのですが、その方が40歳で完全に初発の場合少し待ってもいいのではないでしょうか？というのは、そのような年齢の方が初発の場合には、再発しないことも結構あると思うのです。

三田村　いい質問ですね。初発で、次にまた起こすかもしれないし、起こさないかもしれないという場合は、最初の数カ月間は抗凝固薬を使用して、再発しないということが確認されたら、場合によってそこで止めてもよい。ただ再発時に無症状の人もいますから、患者が「大丈夫」と言っても過信しないことです。何度もホルター心電図を繰り返す必要があるかも知れません。

初回発作の人の半分くらいは1年後も出ないといわれています。また初回発作が明らかな症状を伴っている人の場合は、2回目に出たときに患者さん自身が症状に気付いて受診すると思うので、ある程度は信用してもよいかも知れません。いずれにしても、症状とCHADS$_2$スコアが大事です。そういう意味ではCHADS$_2$が低くて症状がある人は管理しやすいといえます。

まとめ リスクのある人は即、新規抗凝固薬を！

- 65歳以上
- 器質的心疾患
- 左房径の拡大
- もやもやエコーの例
- BNP＞200pg/mL
- D-dimer＞0.5μg/mL

⇒ $CHADS_2$＝0点 でも新規抗凝固薬を使用

Mini Lecture

なぜ、新規抗凝固薬なのか

ワルファリンによって心房細動患者に起こる脳卒中のリスクが3分の1に減ったことは画期的なことでした。心房細動自体は良性の不整脈ですが、それが心房内血栓の形成を促し、遊離すると脳卒中を招くので予後に影響を与えていたからです。

ただそうはいってもワルファリンという薬に満足していたわけではありません。患者さんによっては「納豆を食べられない」というのが一大事の人もいました。またワルファリンを何mg服用したら適量なのかが分からない、というのも大きな問題です。日本人では平均3mgといわれますが、実際には1mgで効く人もいれば9mg必要な人もいます。それは遺伝子で決まるのですが、臨床の現場ではそこまで分かりませんから、試行錯誤で量を調節していくしかないのです。

そのためにはプロトロンビン時間の測定が欠かせませんでした。またワルファリンを使っている時に他の薬剤が加わると、急にプロトロンビン時間が延長して出血事故を招くこともありました。ワルファリン量の調節にはネズミの駆除剤としての効果がそうであったように（p.94 Mini Lecture参照）日数がかかります。またすぐに効かない、ということはリスクの高い患者では効果の発現前に脳梗塞を起こしてしまう、間に合わないかもしれない、という不安につながります。あるいは外科手術のときに一時休薬してもその前後の調節期間が長くなり、入院が長期化する問題もあります。

そんなわけで、ワルファリンに替わる抗凝固薬を待ち望んでいたのです。一定量で効く、モニターの必要がない、食事や併用薬の影響を受けない、即効性がある、そんな薬です。それに応えるべく出現したのが特定の凝固因子を抑制する新規抗凝固薬（NOAC）でした。

ある特定の凝固因子を一時的に可逆的に直接的にブロックするものとして、直接トロンビン(IIa)阻害薬のダビガトラン（プラザキサ®）、FXa阻害薬のリバーロキサバン（イグザレルト®）、アピキサバン（エリキュース®）が既に発売されており、さらにエドキサバン（リクシアナ®）もそれに加わる予定です。

これらの薬剤はいずれも内服すると2〜4時間で効果を発現し、およそ半日で効果が半減します。つまり効果に山と谷があることが特徴で、ワルファリンのように一日中ずっと効きっぱなしという薬とはだいぶ違います（図23）。

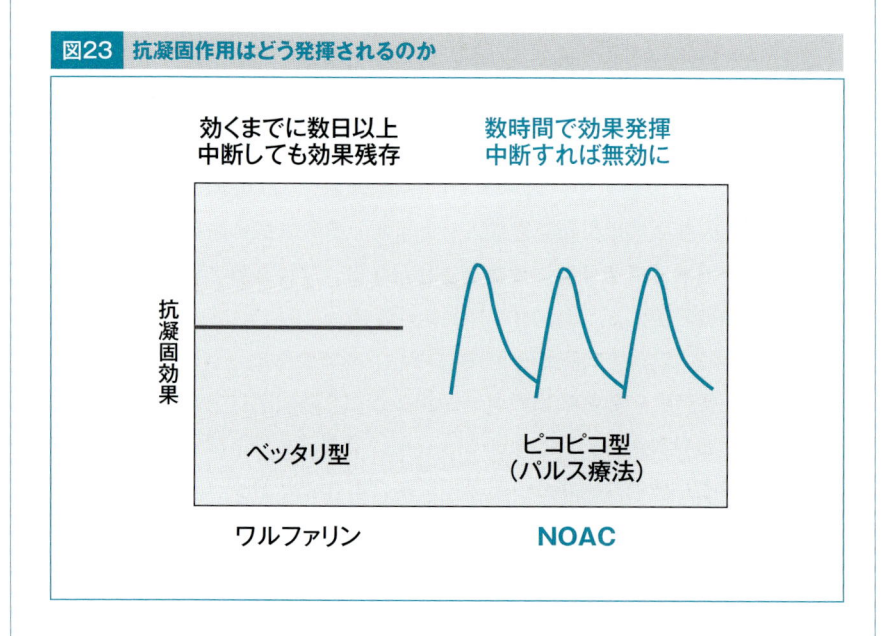

図23　抗凝固作用はどう発揮されるのか

効くまでに数日以上
中断しても効果残存

数時間で効果発揮
中断すれば無効に

抗凝固効果

ベッタリ型
ワルファリン

ピコピコ型
（パルス療法）
NOAC

　ダビガトランとアピキサバンは1日に2回内服を勧めていますが、リバーロキサバンやエドキサバンは1日1回投与でよいとされています。1回服用の方が便利であることは間違いありませんが、脳塞栓症の発症しやすい時間帯が朝と晩の2回あることから2回服用した方がよいという人もいます。

　いずれのNOACもすぐに効くので、特にCHADS$_2$スコアの高い例は初めて抗凝固薬を始めるときや、中断後に再開するときもワルファリンよりも短時間で安心が得られます。また出血したときも多くの場合は薬をやめれば数時間でその効果も止まるので、その時間はちょうどワルファリン使用中にビタミンKを静注した場合と同じくらいといえます。

ダビガトランは他のNOACと異なり、代謝にCYP3A4を介さないので併用薬への注意は少なくてすみますが（ただしイトラコナゾール服用例では禁忌、アミオダロン、ベラパミル併用例では減量）、胃酸過多様症状を来しやすいとされています。また、代謝の8割が腎排泄に依存するため、腎機能低下例では血中濃度が高まったり、中止してもしばらく効果が残ることがあり、注意が必要ですが、aPTTの測定で適量（ピーク70秒以下、トラフ60秒以下）かどうかが分かり、必要な際には透析で除去できるというメリットもあります。

　NOACはワルファリンと異なり、一定量の服用で治療効果が発揮されますが、その量については腎機能や体重、年齢などに応じて調節することが勧められています。特に腎機能については単に血清クレアチニン値だけで評価してはならず、またeGFR（推算糸球体濾過量）も体重が考慮されていないので正確ではありません。面倒でもCockcroft-Gaultの式でクレアチニン・クリアランス（Ccr）を計算することが重要です（私自身はスマホにその計算式を入れています）。この数値によって薬剤の減量、禁忌が決められます（図24）。

図24　腎機能に基づいた用量調節

Ccr(mL/分)	<50	<30	<15
ダビガトラン(150mg1日2回)	減量(110mg1日2回)	禁忌	禁忌
リバーロキサバン(15mg1日1回)	減量(10mg1日1回)	減量(同左)	禁忌
アピキサバン(5mg1日2回)	＊	＊	禁忌

＊Cr≧1.5mg/dL+（≧80歳 or 体重＜60kg）→減量（2.5mg1日2回）

なおダビガトランとリバーロキサバンでは消化管出血がワルファリンより増えることが海外では指摘されていますが、日本ではあまりその傾向は見られていません。アピキサバンは腎排泄の割合が少なく（25％）、高齢者でも出血事故が少ないとされますが、効果をモニターできる適当な血液指標が報告されていません。リバーロキサバンとアピキサバンの試験では終了後ワルファリンに切り替えた群で血栓塞栓症が増えたことが報告されています。

　大規模試験において肝心の脳梗塞をワルファリンよりも有意に減らしたのはダビガトランだけでしたが、脳出血の発生は全てのNOACでワルファリンよりも著しく少ないことが分かり、今ではCHADS$_2$スコア１点以上であればNOACの使用が勧められています。
　またCHADS$_2$がたとえ0点であっても、65歳以上、器質的心疾患（心筋症、左室駆出率40％未満、BNP200pg/mL超など）、あるいは心エコーでもやもやエコーの存在や左房径の拡大があればNOACを勧めてよいと思いますが、低CHADS$_2$であっても抗血小板薬併用が必要であるなど出血リスクの高い例ではより慎重になる必要があります。

　NOAC投与に伴う脳出血がワルファリンの場合よりも極端に少ないことは最近になって分かった重要な知見で、これが実はワルファリンよりもNOACが勧められる一番大きな理由といえます。
　NOACに脳出血を減らす作用があるわけではなく、ワルファリンにこれまで長年気付かなかった脳出血を増やす作用があることを意味しています。日本人ではとくにワルファリンによる脳出血が白人よりも多いことが従来から指摘されており、ワルファリンは可能な限りNOACに切り替えることが勧められます。
　ただ、ワルファリンが完全に不要となるわけではなく、人工弁や僧帽弁狭窄症の患者、あるいは腎機能が高度に低下した例、イトラコナゾールによる真菌症治療が必要な例、プロトロンビン時間のモニターが必要な例、価格の

高いNOACを長期間続けることが経済的に困難な例などでは、これからもワルファリンが必要であると考えられます。

　いずれの抗凝固薬を使う場合も患者に服薬を徹底させ、鼻血程度で安易に中止しないで相談してもらうよう指導することが大事です。また新しい抗凝固薬の開始時や他剤から切り替える際には、重複して作用が増強したり、効果発現までの時間差による空白期間を作らない配慮も望まれます。外来ではHb、MCV（平均赤血球容積）のチェックに加え、時々Ccrを計算し直すことも重要です。

第3章

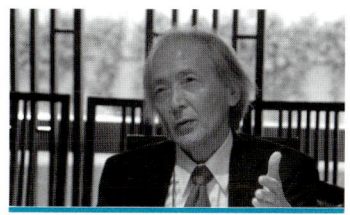

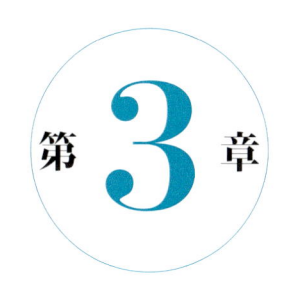

対談

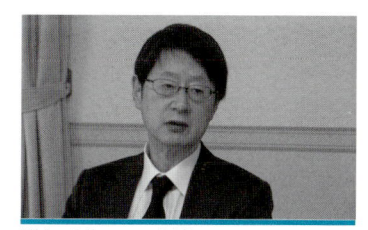

Ikuro Maruyama M.D.

Hideo Mitamura M.D.

血液凝固の疑問に答える

丸山征郎（血栓制御学スペシャリスト）
三田村秀雄（不整脈・心電図スペシャリスト）

血液凝固の疑問に答える

丸山征郎先生　　[聞き手] 三田村秀雄

出血はなぜ自然に止まるのか

三田村秀雄　　生きている人は無傷ではいられませんが、体はどのように出血、失血死しないように護っているのか。まずはその辺りから教えていただけますか。

丸山　征郎　　血管壁は非常にしなやかで強い血管平滑筋細胞層で構成されているため、少々の血圧上昇では破れません。血圧の上昇が慢性的に続く場合は別ですが、一過性ならば血圧が260mmHgくらいまで上がっても血管が破れることはないのです。またもしも破けた場合にも、破けた場所を瞬間的に見抜くセンサー機構があります。例えば血液中に微量に存在する第Ⅶa因子（活性型第Ⅶ因子）は、内皮細胞が破損した部位のむき出しになった内皮細胞下組織の組織因子（tissue factor）と反応し、瞬間的に凝固外因系がスイッチオンされます。このように第Ⅶa因子は組織因子のリガンド（特定の受容体に特異的に結合する物質）であり、破けた部位を認識して瞬時に血液凝固が起こります。

三田村　　第Ⅶa因子は血管が破けたかどうかを瞬間的に見抜くわけですね。

丸山　　そうですね。血管損傷部位のセンサー分子ですね。また血管は「しなやかで強い」と言いましたが、それは血管壁のニカワ成分であるコラーゲンによるものです。一方血小板にはコラーゲン受容体がありますので、血小板がコラーゲンに反応し血小板凝集を起こします。この反応と先述した血液凝固の外因系がほとんど同時に起こります。つまり人間の体にはいつ血管が破れてもいいように、それを止血する仕組みが備わっているわけです（図25）。

三田村　　そうすると二つのシステムがあるということですね。一つは、いわゆる血液の中にあるⅦaが血管壁にある組織因子とくっつくことによってスタートする血液凝固系と、もう一つは血小板とコラーゲンが出会ったときに血小板が活性化（粘着・凝集）する血小板系の二つがある。そんな理解でよろしいですか。

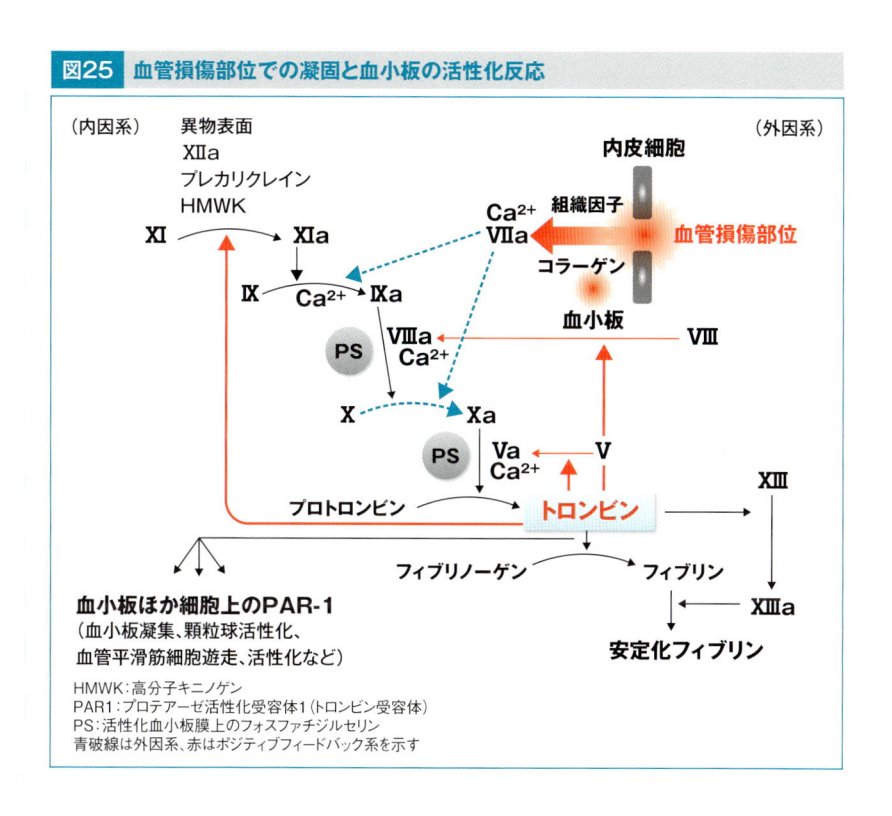

図25 血管損傷部位での凝固と血小板の活性化反応

(内因系)　異物表面
　　　　　XIIa
　　　　　プレカリクレイン
　　　　　HMWK

(外因系)
内皮細胞
組織因子
Ca²⁺
VIIa　←　血管損傷部位
コラーゲン
血小板

XI → XIa
IX　Ca²⁺　IXa
PS　VIIIa Ca²⁺　← VIII
X → Xa
PS　Va Ca²⁺　← V
プロトロンビン → トロンビン → XIII
フィブリノーゲン → フィブリン
XIIIa
安定化フィブリン

血小板ほか細胞上のPAR-1
(血小板凝集、顆粒球活性化、
血管平滑筋細胞遊走、活性化など)

HMWK：高分子キニノゲン
PAR1：プロテアーゼ活性化受容体1(トロンビン受容体)
PS：活性化血小板膜上のフォスファチジルセリン
青破線は外因系、赤はポジティブフィードバック系を示す

丸山　はい、そうです。血管壁が傷害されるとコラーゲンがむき出しになり、そこに血小板がくっつきます。それが血小板粘着(血小板が他の成分に結合すること)で、これにより直ちにコラーゲンによって血小板が活性化されて、アラキドン酸カスケードが活性されるのです。それはミリセカンドの単位で起こり血小板同士がどんどん結合していきます。それを血小板凝集といいます。

血小板が活性化されると、フォスファチジルセリンという脂質分子が血小板膜表面に露出されます。するとこのフォスファチジルセリンに、今度はビタミンK依存性の凝固因子である第II(プロトロンビン)、VII、IX、X因子が結合して、これらの分子が濃縮されて配置され、凝固反応が増幅されます。このように血管損傷部位で血小板の粘着・凝集反応と血液凝固が相連動して一挙に

進み、止血のための血栓（止血血栓）が生成されます（図25）。
多くの生体の反応系、例えば神経系とか内分泌系などは、中枢があって普通はそこからの司令で末梢（下流の反応）が作動しますが、止血系には中枢がなく末梢が自分で勝手に反応しているわけです。止血系はいわば末梢の血管損傷部位で作動するオンデマンド型の反応系です。

三田村　現場で反射的にというイメージですか。

丸山　そうですね。反射的に勝手に作動して、それにより非常に速やかな止血機転がかなえられているといえますね。

図26 活性化血小板膜上でのビタミンK依存性凝固因子の分子会合と凝固反応の増幅

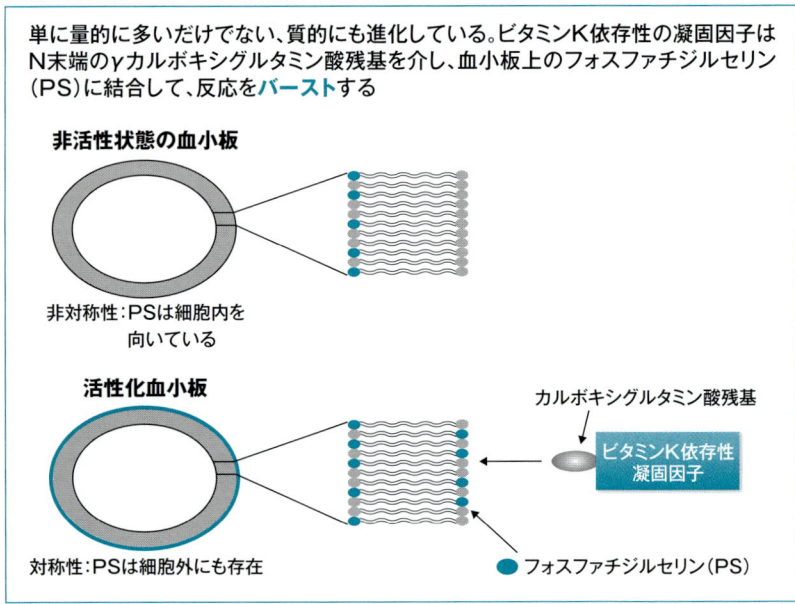

単に量的に多いだけでない、質的にも進化している。ビタミンK依存性の凝固因子はN末端のγカルボキシグルタミン酸残基を介し、血小板上のフォスファチジルセリン（PS）に結合して、反応を**バースト**する

非活性状態の血小板

非対称性：PSは細胞内を向いている

活性化血小板

対称性：PSは細胞外にも存在

カルボキシグルタミン酸残基
ビタミンK依存性凝固因子
● フォスファチジルセリン（PS）

血液凝固因子というのは反応し合うパートナー基質因子が厳密に決まっていて、例えば第Ⅶa因子は第Ⅸ因子と第Ⅹ因子を活性化するのですが、流れている血液（液相）ではパートナー基質因子を見つけることができない。しかし血管損傷部位や活性化血小板膜上は、凝固因子類が濃縮されて配置され、有効に反応が起こります。このように血小板の反応と血液凝固の反応が相連動して素早く血管損傷部位を止血するわけです（図26）。

血栓を作るのに必要な要素

三田村　外からの傷であろうと内的な脳出血であろうと、止血反応の起こり方は同じと考えてよいですね。

丸山　そうです。とくに脳は組織因子の塊なのです。他にも血管の壁や癌細胞の中などにも組織因子がたくさんあって、血管が破けると組織因子が露出されてくるので凝固が起こりやすくなります。従って癌の患者さんは癌細胞の組織因子が露出してきてDIC（disseminated intravascular coagulation syndrome、播種性血管内凝固症候群）になりやすいということになります。

三田村　なるほど。組織因子の分布というのは必ずしも一様ではないということですね。

丸山　そうです。内皮細胞にはほとんどないですね。活性化しないとできてきません。平滑筋細胞や癌細胞、炎症系の細胞、マクロファージ、グリア細胞などには多量に発現しています。また活性化マクロファージ由来の小片（マイクロパーティクル）がちぎれてきて、これが活性化血小板の膜上にPSGL-1（P-selection glycoprotein ligand-1）を介して結合すると、血小板膜上が凝固反応の場となります（図27）。

三田村　組織因子は場所や病的な状態かどうかで分布が異なるわけですね。

丸山　特に脳では組織因子が多いですから。そういう意味では、脳というのは止血に都合のいい場所になっています。

三田村　止血したいような場所に組織因子がたくさんあるということですね。

丸山　そうです。そういう仕組みを持った生物が、生き残るのに便利が良かったから生成してきたのだと思います。

図27 活性化マクロファージ由来のマイクロパーティクルは活性化血小板に結合する

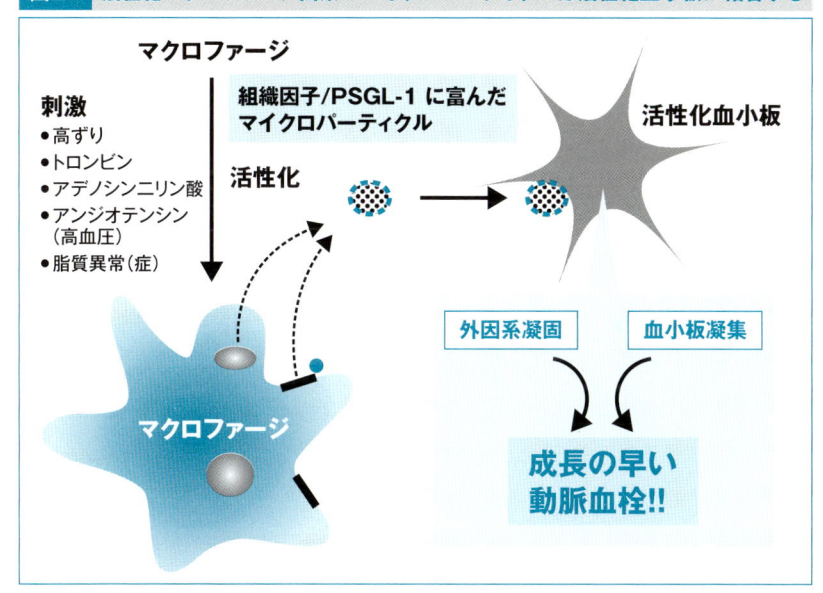

刺激
- 高ずり
- トロンビン
- アデノシンニリン酸
- アンジオテンシン（高血圧）
- 脂質異常（症）

マクロファージ

組織因子/PSGL-1に富んだマイクロパーティクル

活性化

活性化血小板

マクロファージ

外因系凝固　血小板凝集

→　成長の早い動脈血栓!!

Del Condel I, et al. Blood 2005; 106: 1604
Bogdanov VY, et al. Nat Med. 2003; 9: 458
Falati S, et al. J Exp Med 2003; 197: 1585

先述のように血液凝固因子は血流が速いとなかなか自分のパートナー基質因子を探すことはできない。でも"場"があると、例えばパーティーや大学祭に行ったりすると出会えるわけです。つまり血液の流れがうっ滞してくると凝固因子と凝固因子が出会うチャンスが増える。ですから心房細動が起こって心房内で血液がもやもやと濃縮されると、普段は通り過ぎてしまうものが反応する。これはエコノミークラス症候群も同じですね。歩かないと下肢で血流がうっ滞してきて凝固反応が起こりやすくなる。

三田村　出会いのチャンスが増えるわけですね。たまり場が出会い系サイトになって、そこで血栓ができる。面白いですね。

血管の損傷ということで一つ思ったのは、急性冠症候群というのはプラークがラプチャー（破裂）して、それがきっかけでそこに血栓ができて詰まるという概

念だと思います。その場合も組織因子やコラーゲンとの出会いが急速に増えるということでしょうか。

丸山　そうですね。プラークというのは炎症の塊ですから、そこにはもともとマクロファージがたくさん集積している。マクロファージは組織因子の塊でそれがむき出しになりますから。さらに血管平滑筋細胞も内膜に遊走してくると同じく組織因子を作るようになる。そういうものがいっぱいになってそれが破けると一挙に止血反応が誤作動してきます。これがアテローム血栓症です（図28）。

三田村　本来は外に出血したときに作動する止血反応が、血管の内側で起こってしまう。

丸山　はい。ですから急性冠症候群は血小板以外に組織因子と第Ⅶ因子間の反応が非常に強い、大きなけがと同じような反応が起こります。

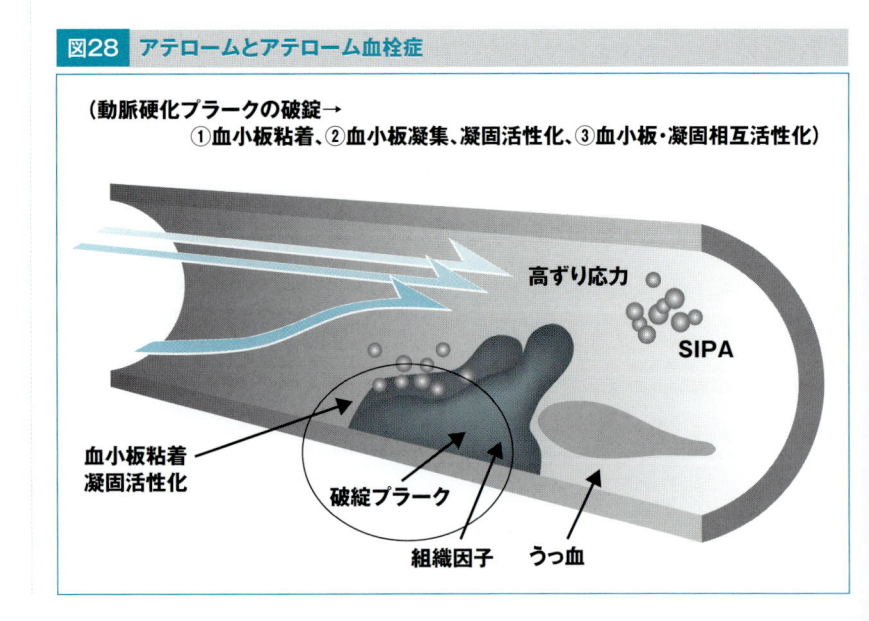

図28　アテロームとアテローム血栓症

（動脈硬化プラークの破綻→
①血小板粘着、②血小板凝集、凝固活性化、③血小板・凝固相互活性化）

高ずり応力
SIPA
血小板粘着
凝固活性化
破綻プラーク
組織因子
うっ血

三田村　今のお話では出血の場合もプラークの破裂の場合も同じようなイメージなのですが、動脈系だと白色血栓で、静脈系だと赤色血栓といいますが、その違いはどういったところなのですか。

丸山　静脈血栓の場合は血流が遅いために凝固系が活性化されやすく、フィブリンが網をめぐらす。そこに赤血球が絡まってmassを作ります。だから静脈血栓は赤く見えるのですね。それで赤色血栓と呼ばれます。

一方、血小板が多いと白色に見えます。動脈は流れが速いですから、ずり応力によって血小板は活性化されてきます。それをSIPA（shear induced platelet aggregation、ずり応力惹起血小板）といいますが（図28,図29）、SIPAにより動脈血栓では血小板の多い血栓が生じるため白色を呈してきます（図30）。

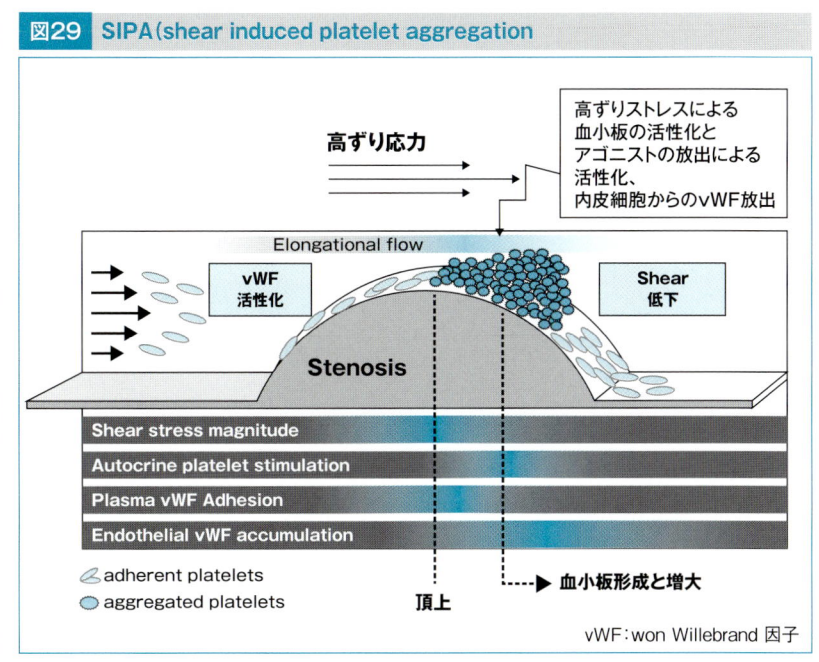

図29 SIPA(shear induced platelet aggregation

高ずりストレスによる血小板の活性化とアゴニストの放出による活性化、内皮細胞からのvWF放出

高ずり応力

Elongational flow
vWF 活性化
Shear 低下
Stenosis

Shear stress magnitude
Autocrine platelet stimulation
Plasma vWF Adhesion
Endothelial vWF accumulation

adherent platelets
aggregated platelets

頂上　　血小板形成と増大

vWF：won Willebrand 因子

Westein E, et al. Proc Natl Acad Sci USA 2013; 110: 1357より図を改変

図30 赤色血栓（左）と白色血栓（右）

静脈血栓（赤色血栓）　　　　　動脈血栓（白色血栓）

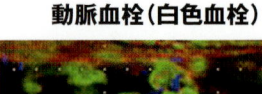

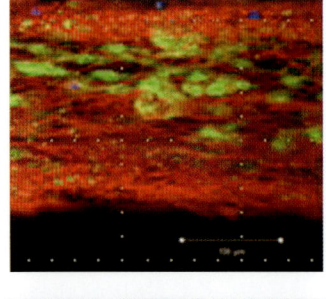

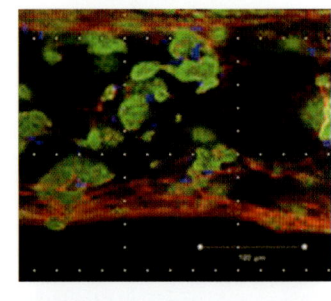

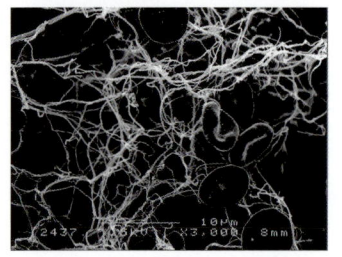

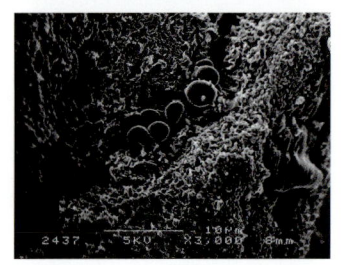

左上の赤色に染色されたものはフィブリン、緑は血小板。下の電顕では線維状に見える。その中に円盤状の赤血球が見える。
右上では緑の血小板が多く、赤のフィブリンは少ない。右下では小さな粒状に見えるのは凝集した血小板。中に数個の赤血球が見える。

三田村　運動をしたときもそうですか。運動をすると血液の流れは絶対に速くなりますよね。そういうときや、あるいは興奮したときも同じようなことが起こってしまうのですか。

丸山　興奮すると血小板はカテコールアミンで刺激を受けて非常にハイパーリアクティブになりますので血栓準備状態になるということですね。

三田村　カテコールアミンによるのですか。それとも血流が速くなることによって起こるのですか。

丸山	主としてカテコールアミンの上昇によるものと考えられます。血小板がいわばけがに備えて準備状態になるのだと考えられています（これをplatelet potentiationといいます）。
三田村	そういう意味では血小板はいつでも止血できる状態に入れるということですか。
丸山	そうです。

心房内血栓の誘因

三田村　今、shear stressというお話が出ましたが、心房細動になると血液がうっ滞するということが以前から言われています。

どうしてうっ滞するのかというのはいくつか要素があるようで、一つは心房細動では心筋細胞が1分間に400回以上と高頻度で興奮するわけですが、心房筋は高頻度で興奮するとだんだん収縮力が弱まってくるという性質があります。広い意味でのリモデリングなのですが、それが一つ。

それから心房細動では心房粗動と異なり、心房のある部分が収縮してある部分が拡張するというように興奮がランダムにたくさん起こっている。片一方が収縮していて片一方が拡張すれば全体として血液は流れないのでうっ滞が進むのではないか。そのように考えられます。

他にも左心耳の形なども影響して、そこで一番血液が濃縮されるので、左心耳が出会い系サイトになるということかと思います。

先生が先ほどおっしゃったshear stressは動脈の中での話だったかと思いますが、心房細動中の心房の内皮細胞ではshear stressは減っているとなると、それはどう凝固に影響するのでしょうか。

丸山　その辺は非常に難しいのですが、血管の場合には血流が速くても障害はなく、狭窄部位があるところで血小板が乱流して活性化されます。

凝固系に関しては、内皮細胞にはその遺伝子群の中にshear stress（ずり）を感知する能力、すなわち遺伝子の上流にshear stress response elementをもった蛋白がいくつかあります。例えばNOS（一酸化窒素合成酵素）、トロンボモジュリン、t-PA（tissue-plasminogen activator、組織プラスミノゲン活性化因子）などがその代表（すべて抗血栓的に働く分子類）です。

人間の体は血液の流れを利用して自分たちのホメオシスを保っているところがあります。従って血流が速くなると抗血栓性のベクトルが優位になってきます（図31）。

三田村　それはNOが最初に増えて、その結果として他のファクターが生じるということですか。

丸山　NOS、トロンボモジュリン、t-PAなどは、ずり自体で発現がアップレギュレーションされてきますが、これでNOが増えると今度はNOがトロンボモジュリンやt-PAを増やします。心房細動のときのようにリズミカルな拍動がなくなるとNOがまず下がってくる。そして血管内皮細胞表面にあってトロンビンのベクトルを180度変える因子であるトロンボモジュリンも下がります。これに関しては山下武志先生（心臓血管研究所）の優れた研究があります（Yamashita T, et al. Circulation 2003; 108: 2450）。

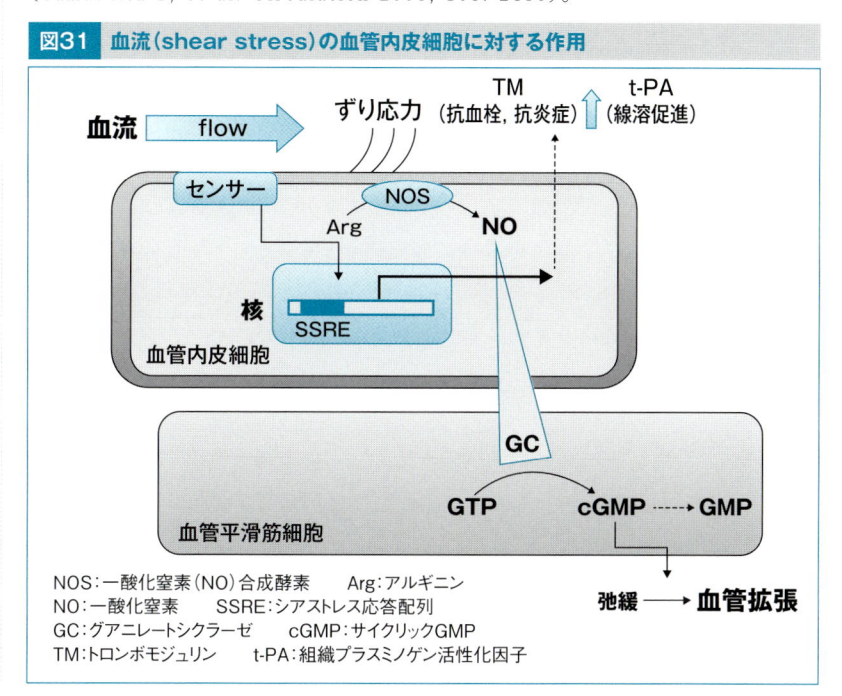

図31　血流（shear stress）の血管内皮細胞に対する作用

NOS：一酸化窒素（NO）合成酵素　　Arg：アルギニン
NO：一酸化窒素　　SSRE：シアストレス応答配列
GC：グアニレートシクラーゼ　　cGMP：サイクリックGMP
TM：トロンボモジュリン　　t-PA：組織プラスミノゲン活性化因子

三田村　なるほど。臨床的には私自身も、心房細動が起こってどのくらいで血栓ができて、どのくらいで塞栓症のリスクがあるのかということに興味があります。

文献では心房細動が起こってから72時間経つと、経食道心エコーによって14%程度に心房の中に血栓が確認されたという報告がありますので、そのくらいの日数でできるのかなという印象があります。さらに臨床でよくあるのは、48時間以上継続した心房細動に除細動すると、5〜7%に塞栓症が起こる。結構ハイリスクなのですね。ですから時間的な流れでできるのだということは理解できます。

しかし一方で不思議なのは、これまでのいくつかの大規模スタディでは、発作性心房細動と持続性、あるいは慢性心房細動とを比較した場合、塞栓症のリスクに差はないのです。発作性であろうと持続性であろうと、塞栓症の起こるリスクはほぼ同等だということが過去の大規模スタディでは示されています。他方、時間依存性に血栓はできるわけなので、発作性と持続性にもっと差があってよいのではないかということがずっと不思議でした。

それは理屈に合わないと思っていたのですが、これは私見ですが、時間よりももっと大きな因子が心房細動の脳塞栓には関係しているせいではないかと最近では考えるようになりました。もっと大きな因子というのはいわゆる$CHADS_2$スコアのように、もともとその人が持っている内皮機能が重要で、心房細動のファクターはそれに上乗せされるだけなのではないかと思うのですが、いかがですか。

丸山　それは十分あると思います。ごく最近の考え方では、血栓ができる、できないというのは凝固因子の他に炎症が非常に大きいといわれています。

炎症時にはいろいろな分子が出てきます。その分子を味方につけて止血機転を促進します（これを最近はimmuno-thrombosisなどといいます）。糖尿病や高脂血症などの人の場合には、酸化変性したLDLコレステロールや糖化蛋白など

も止血を促進する方に働くので、体全体が酸化の高い人はそれだけ血栓ができやすくなります（図32）。その上に流れが悪い、流れが悪いからNOが下がる、さらに心内膜も変性してくるという悪循環が易血栓性の原因になると思います。

三田村　つまり心内膜の機能と動脈壁の機能というのはパラレルと考えた方がよいのですね。

丸山　はい。

三田村　そうするとメタボの人は、心内膜も弱っているというイメージですね。

丸山　そうです。そしてエイジングがそれをまた加速しますので、メタボでエイジングがくると非常に加速されます。

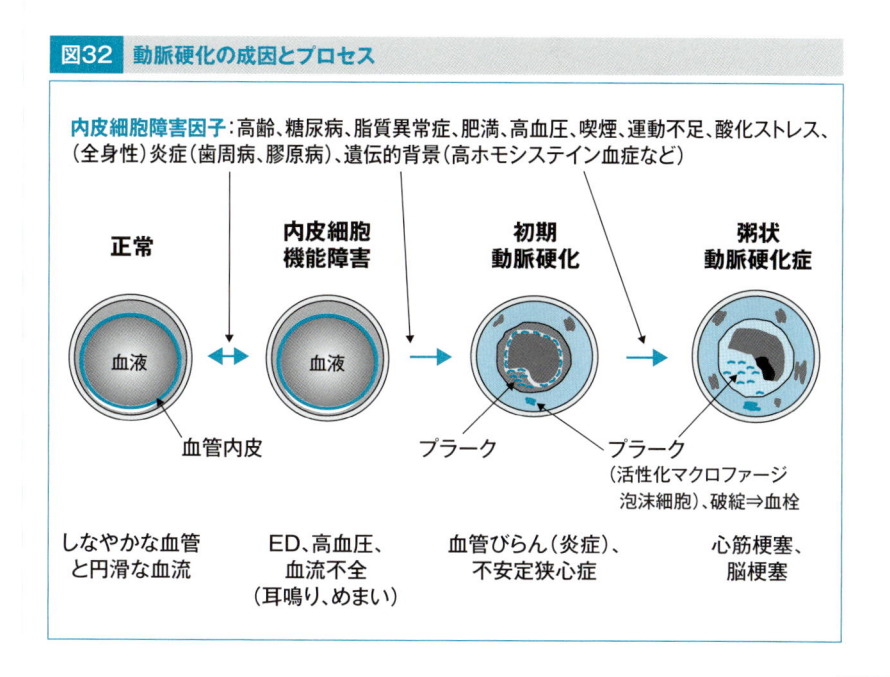

図32　動脈硬化の成因とプロセス

内皮細胞障害因子：高齢、糖尿病、脂質異常症、肥満、高血圧、喫煙、運動不足、酸化ストレス、（全身性）炎症（歯周病、膠原病）、遺伝的背景（高ホモシステイン血症など）

正常	内皮細胞機能障害	初期動脈硬化	粥状動脈硬化症
血液／血管内皮	血液	プラーク	プラーク（活性化マクロファージ泡沫細胞）、破綻⇒血栓
しなやかな血管と円滑な血流	ED、高血圧、血流不全（耳鳴り、めまい）	血管びらん（炎症）、不安定狭心症	心筋梗塞、脳梗塞

そして血小板には収縮性蛋白であるアクチンとミオシンがあるので活性化されて凝集するとキュッと収縮して固い血栓を作ります。そのため動脈系の血栓は非常に固くてコンパクトになりますから流れに対してあまり影響を受けません。風圧が軽いわけです。

ところが静脈系の血栓の場合、血小板が少ないからアクチン、ミオシンによる血餅退縮が起こらない。ぶよぶよしていて大きいからそれだけ流れの影響を受けてはがれやすい。だから飛びやすいという傾向になります。

三田村　逆に言うと静脈では大きくならないと飛ばないわけですね。

丸山　そうです。心房細動による脳梗塞に対して血小板凝集抑制薬（抗血小板薬）の効きが悪いのは、たぶん血小板機能を抑えると血栓に巻き込まれる血小板が少ない、また血小板による血餅退縮も弱くぶよぶよとした血栓であるために、一方では血栓が飛びやすくなるのだと私は考えています。

三田村　そうなのですか？抗血小板薬を使うと血栓の性質も変わってしまうのですか？

丸山　はい。

三田村　固いものからぶよぶよになってくるのですね。それは知りませんでした。心房細動に伴う血栓に抗血小板薬が果たして効くのか、効かないのかというのはいろいろ議論されていますが、今のお話からするとあまり益はないということでしょうか。

丸山　抗血小板薬の場合、血栓を大きくしないメリットとぶよぶよした血栓となってしまうというデメリットの両方があると思います。

抗凝固療法が強過ぎるとなぜ出血するのか

三田村　では次に、このような心房内にできる血栓をどのように防ぐか、治療の話に移りたいと思います。ですが、その際には出血の問題も無視できません。血栓予防のためには血液をサラサラにするというのが当然の考えだと思いますが、それには常に出血の問題が伴い、抗血小板薬も抗凝固薬も効きが強ければ強いほど出血リスクが高まるというのが臨床的な考え方だと思います。

では薬剤が強過ぎるだけで果たして出血が本当に起こるのか。いったん出血すると止まりにくいということは理解しやすいのですが、けがもしないのにひとりでに出血するのかというのが少し疑問に思えます。

丸山　今までお話ししたように血管というのは常に傷害を受けていますが、オンデマンド的に損傷した部位のみで止血しています。それが脳でも日常的に起こっているのですね。

三田村　それは脳において特に多いのですか。

丸山　そうではありません。やはり筋肉など運動器に多いと思います。しかし症状として出ないのだと思います。例えば血友病という病気は第Ⅷ因子（血友病A）と第Ⅸ因子（血友病B）がないので、スポーツをすると出血が起こります。

三田村　そうですね。それはどこで出血するのですか。

丸山　主に動く臓器です。関節の中とか筋肉ですね。

三田村　では知らない間にトラウマ（傷）というのはあるのですね。

丸山　はい。私はマラソンをしているのですが、トライアスロンをした人の血液を調べるとまるでDICのようになっています。あちこちが傷つくのだと思いま

す。でもそれを自然に止血して修復している。

　ところがワルファリンを飲んでいる場合には第Ⅶ因子が少なくなるので損傷部位の認識が遅れる。アスピリンや抗血小板薬の場合には、コラーゲンにくっついたあとの反応が遅れます。

　小出血というのは常に起こっていると考えられますが（私はこれを自然出血と呼んでいます）、それは常に自然に止血し、そして修復しているものと考えられます。その証拠に健康人も血中にはいつもTAT（thrombin-antithrombin複合体）やフィブリン分解産物のD-dimerが検出されます（図25）。

三田村　血小板減少症の人も、確かにあるレベルを下回ると点状出血が出ますね。抗血小板薬の場合は、出血が拡がるというよりも点状の場合が多いように思うのですが。

丸山　血小板は3〜5万個/μLあれば大丈夫なのです。出産もできます。人間の止血はずいぶん過剰反応型になっているのです。凝固因子も血小板も必要な量の10倍近くあります。本当はもっと少なくてよいのです、現在は。昔は食べ物を得るために狩りに行かなければならなかった。けがとの闘いでしたから過剰になっていた。それは血糖も血圧もそうですね。

三田村　ストレスが加わったときに対応できるように。

丸山　そうです。飢餓とかけが、感染症に対して血圧や血糖を維持するためにカスケード型の反応になっているのですね。止血系も代表的なカスケード反応型です。だから私のような素人でも42km走れるわけです。人間はそのように何が起こっても大丈夫なように重装備型で、せっかく非常に強い体になっているのに、今は冷蔵庫を開ければ、またコンビニに行けば食餌がある。これらの過剰反応を抑制することが主眼になっている。だから今の医学はインヒビターの医学、抗凝固薬、抗血小板薬、ACE阻害薬……となっています。

三田村　カスケード型というのはポジティブフィードバックが強いという意味ですね。

丸山　はい。ポジティブフィードバックが効いて、インヒビターやネカディブフィードバックが弱いと。

三田村　増幅型ということですね。なかなか含蓄のあるお話ですね。

内因系と外因系

三田村　では今度は、過剰に出血を止めようとしがちな生体において、そのインヒビター、抗凝固療法のお話を伺いたいと思います。素人の目からすると血液、止血についてなじみにくいのはそもそも凝固因子というのがなじみにくい。数がとにかく多過ぎますよね。13番まであるだけでなくその13番がきれいに順番になっていなくて最初がⅦだったりする。それは何か歴史的な流れなのですか。

丸山　発見された順番です。

三田村　発見された順番なのですか？それは学生にとっては迷惑な話ですね（笑）。

丸山　基本は発見された順番です。因子がそろってきてだんだん増幅が効いてきた。例えば第Ⅶ因子は第Ⅸ因子を数十倍活性化します。活性型因子は次から次へと雪だるま式にふくれるのですね。進化していない生物、例えばザリガニなどの段階では因子の種類が非常に少ないです。進化して哺乳類になると凝固因子の種類が増えて、カスケード反応が顕著になってきます。因子が増えるに従ってカスケード反応が強くなります。

　　　しかし基本的には、①第Ⅶ因子が組織因子のセンサー分子であること、②ビタミンK依存性凝固因子〔第Ⅱ（プロトロンビン）、Ⅶ、Ⅸ、Ⅹ因子〕が活性化血小板の膜上に分子会合して、ここで第Ⅹ因子や第Ⅱ因子（プロトロンビン）が爆発的に活性化されること、③凝固カスケードの最終産物トロンビンは凝固カスケードにポジティブフィードバックと、一定以上になるとトロンボモジュリン（TM）に結合して、プロテインCを活性化し、今度はネガティブフィードバックをかけるという基本を理解しておけば……と思います（図33）。

三田村　うーん。基本だけでもなかなかダイナミックですね。では次に、内因系というのはどういうものなのでしょうか。

丸山　内因系というのは炎症を作ってそこが修復の場になるというのと外因系凝固反応の増幅系です。スタートは傷口の第Ⅻ因子の活性化ですが、第Ⅻ因子の活性化因子は細胞が死んだ後で出てくるポリリン酸だということがごく最近分かってきました。活性化第Ⅻ因子（Ⅻa）はプレカリクレインをカリクレインに活性化し、このカリクレインがキニンを産生させて炎症の場所を作る。その炎症の場所は感染の防御や補体系の活性化に役立ち、その湖のようなところにステムセルがやってきたり、マクロファージがやってきたりして、最後は炎症の場所こそが反応を円滑に行なう修復の場になります。

外因系は凝固系のカスケードで縦に増幅する系でしたが、内因系は空間に広がるようにカリクレイン-キニン系、レニン-アンジオテンシン-アルドステロン系、補体系などにつながっていきます。ですからけがをしたときに、水分調節をしたり血圧を上げたり、あるいは痛みを起こしたりする。

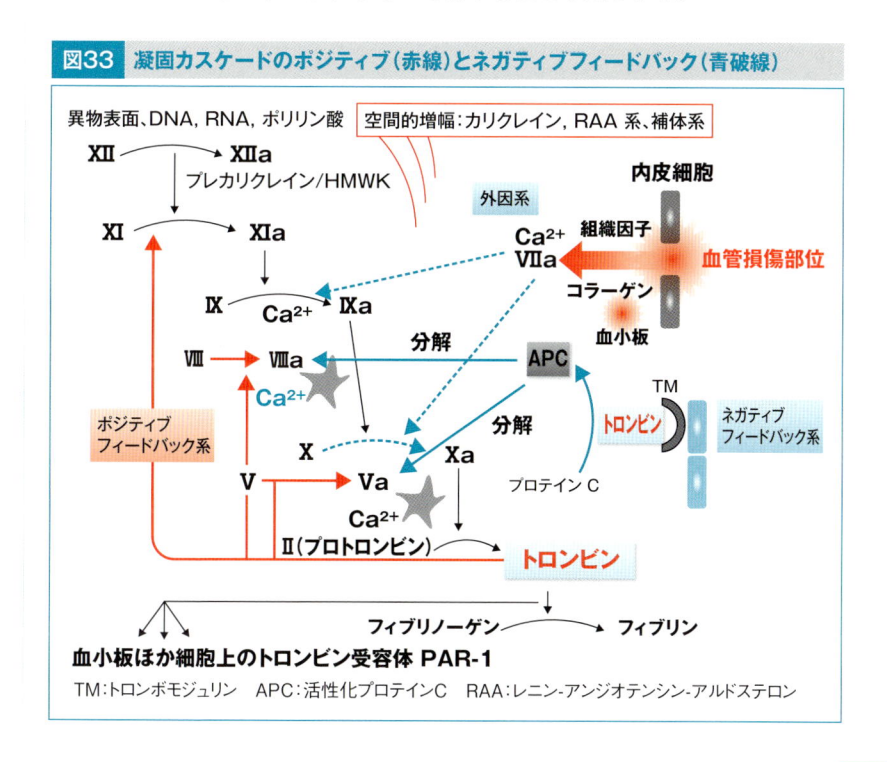

図33　凝固カスケードのポジティブ（赤線）とネガティブフィードバック（青破線）

TM：トロンボモジュリン　　APC：活性化プロテインC　　RAA：レニン-アンジオテンシン-アルドステロン

三田村　全身のコントロールをするということですか。

丸山　はい。反応系が空間的に広がりますね。炎症系、それから昇圧系にまで広げるのが内因系の役割ではないかと私は思います。

三田村　いわゆる血栓ができるということに関していうと、スタートは内因系、外因系のどちらが多いのですか。

丸山　病的な血栓はどちらかというと内因系からだという論文が「Cell」という雑誌に発表されました。

三田村　そうなのですか？そうするとその内因系のトリガーはローカルな炎症でもいいというわけですか。

丸山　ローカルで細胞が崩壊するとポリリン酸が出てくる。ポリリン酸がⅫ因子を活性化するという説が血液凝固の最近のトピックスです。ポリリン酸を制御するような薬剤を使うと出血が少ないといわれています。動物実験のデータではありますが（Smith SA, et al. Blood 2012; 120:5103）。

三田村　それは心房細動の血栓とも関係しますか。

丸山　ひょっとすると心筋が傷害されるとポリリン酸が出てくるのかも知れませんし、心内膜でⅫ因子が活性化されるのかも知れませんが、それは今後の研究課題だと思います。

三田村　そうですか。あと、外因系から始まったものが今度は内因系を増幅すると言われましたが……。

丸山　はい。第Ⅶ因子と組織因子の複合体は第Ⅸ因子を活性化します。第Ⅸ因子というのは内因系ですから、やはり外因系と内因系のクロストークだと思います（図25）。

ワルファリンと新規抗凝固薬はどう違うのか

三田村 いざ治療ということを考えたときに、ではどこを抑えるのがいちばん効果的か。特に心房細動を考えたときに、従来ワルファリンという薬剤が使われてきましたが、ワルファリンはもともとそういう目的で作られたのですか。

丸山 いいえ、偶然ですね。ネズミ駆除の目的で、ネズミに内出血を起こさせる薬として登場しました（p.94 Mini Lecture参照）。

三田村 ワルファリンは第Ⅱ、Ⅶ、Ⅸ、Ⅹ因子を抑えるといわれていますね。そのようにワルファリンは複数の因子の生成を抑えるわけですが、果たして目的に合った抑え方をしているのか、過剰に抑えているのか。その辺りはいかがですか。

丸山 ワルファリンを飲むとビタミンKと拮抗します。ビタミンK依存性凝固因子である第Ⅱ（プロトロンビン）、Ⅶ、Ⅸ、Ⅹ因子は各々のN末端にγカルボキシグルタミン酸（γ-Gla）という特殊なアミノ酸が導入されて、活性化血小板のフォスファチジルセリンに結合して、第Ⅹ因子や第Ⅱ因子が爆発的に活性化するということは先述しましたが、第Ⅱ、Ⅶ、Ⅸ、Ⅹ因子へのγ-Glaの導入にはビタミンKが必要です（図26）。ワルファリンを服用するとγ-Glaが導入されず、フォスファチジルセリンに結合できないので、機能欠損型の第Ⅱ、Ⅶ、Ⅸ、Ⅹ因子（これをprotein induced by Vitamin K absence or antagonist；PIVKAといいます）が産生されてしまうのです。だからワルファリンを飲んだ人は丸ごと止血が遅れるわけですね。つまり血栓形成が遅れるわけです。

三田村 非常にリーズナブルなのですね。

丸山 非常にリーズナブルです。一方、最近の第Ⅹ因子（FXa）阻害薬やトロンビン阻害薬は、凝固が進んだ血小板の膜表面で反応をブロックする。つまり最後に出てきたところで、できた第Ⅹa因子やトロンビンを抑えます。

図34 ビタミンK依存性因子（第Ⅱ、Ⅶ、Ⅸ、Ⅹ因子）による凝固反応増幅機構

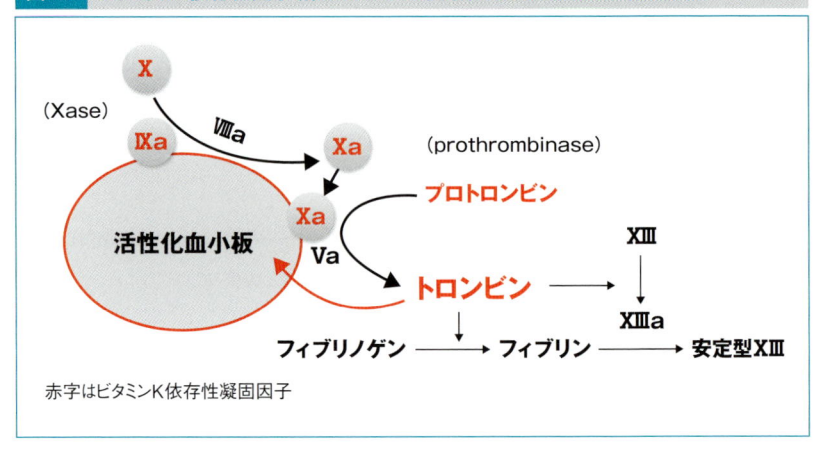

赤字はビタミンK依存性凝固因子

三田村　もう増幅してしまっている状態なのですね。

丸山　そうです。第Ⅹa因子が活性化されるとトロンビンが生成されます。先ほど私はカスケード型の反応と言いましたが血小板の膜表面では数十万倍に加速されますので、第Ⅹa因子が血小板の膜表面にくっついてそこにやってきた第Ⅱ因子（プロトロンビン）は千倍以上加速されてトロンビンとなります（これをトロンビンバーストといいます。図34）。凝固カスケード反応の下流へいけばいくほど増幅されるわけですね。ですからFⅩa阻害薬はとてもよく効きます。

三田村　少量で上の方にも効くのですね。

丸山　はい。トロンビンは止血に関して大事なのであまり抑えず、しかし第Ⅹa因子は止血に関係ないと考えて、第Ⅹa因子を抑えるようにヘパリンの分子量を変えて低分子ヘパリンを作った。この薬剤を特に整形外科領域で使ったら恐れていた出血が起こらなかったのです。出血はせず、しかし血栓はよく抑えたので、第Ⅹa因子を抑えても出血はしないという考えからできたのがFⅩa阻害薬です。

三田村　現在トロンビン阻害薬のダビガトランとFⅩa阻害薬のリバーロキサバン、アピキサバンが日本で承認されており、近い将来、エドキサバンもそれに加わりそうですが、それぞれの違いについてよく質問を受けます。よりアップストリームで第Ⅹa因子を抑えるか、ダウンストリームで抑えるかということだと思いますが、何か違いはありますか。

丸山　違いは非常に難しいですね。いろいろな細胞に第Ⅹa因子のリセプター、トロンビンのリセプターがあります。第Ⅹa因子はどちらかというと炎症も抑えますし、トロンビンは細胞の遊走を抑えます。臨床で使用されてまだ1〜2年ですからそれほど差は出ていませんが、長期の使用で意外な結果が出てくるかも知れないと私は思っています。

三田村　さらにワルファリンとの比較が一番問題となると思います。大規模スタディの結果で、脳梗塞を抑える作用は同等か新規抗凝固薬の方が少し良いということでしたが、出血については特に脳出血がワルファリンで多く新規抗凝固薬は少ないということで、臨床的にも重要な知見として注目されています。これに関して先生はどう考えられますか。

丸山　先述のように血管は常に傷ついていますが、オンデマンド的に自動的に止血されています。ところが少しでも第Ⅶ因子が抑えられれば傷口の認識が遅れます。また血小板の膜表面で反応が増幅する仕組みの認識も遅れますから爆発的なトロンビンの増幅（これをトロンビンバーストといいます）が起こらない。そのためワルファリンの場合は出血が重篤になりやすいのだと思いますね。

三田村　脳でもしばしば微小出血が繰り返されているけれど、特に脳には組織因子が多いので、そのたびに止血されているというのが、ワルファリンで第Ⅶ因子が抑えられると脳出血が拡がりやすいという理解でしょうか。ワルファリンの効果については血液検査である程度は見ることができると思うのですが。

丸山　もっときめ細やかにモニターできるようになればワルファリンは理想的な薬になると思います。

トロンビン阻害薬やFⅩa阻害薬はできたトロンビン、できた第Ⅹa因子を抑えるので評価が難しいですね。現在の凝固線溶検査では、PT（プロトロンビン時間）やaPTT（活性化部分トロンボプラスチン時間）を見ますが、それらは出血傾向のスクリーニング検査です。

三田村　ワルファリンと新規抗凝固薬との違いとしては、ワルファリンの場合は初めから生成を抑えるので、第Ⅱ、Ⅶ、Ⅸ、Ⅹ因子は非常に低いレベルが維持されると思います。しかし新しい抗凝固薬はダウンストリームで生成を抑えるので、それよりアップストリームは抑えられていない。むしろ亢進しているかもしれない。半減期の12時間前後が経過すると、たまっていた上流の凝固因子が活性化されるのでまた凝固系が進む。新規抗凝固薬は半減期が12〜14時間と短いので、そのようにピークとトラフを繰り返すのだと思うのですが、そういう考え方でよろしいですか。

丸山　はい、その通りだと思います。第Ⅹa因子の受容体やトロンビン受容体の活性化にもon/offが起こってくるものと考えられます。それが血管壁にどういった結果を及ぼすかはまだ分からないですが。

三田村　新規抗凝固薬は、12時間抑えることで結果としてワルファリンと同等の塞栓症予防効果を示し、もしかしたら残りの12時間で出血を止めていると考えられますが、その可能性はいかがですか？

丸山　それはあると思いますね。

三田村　臨床的には、ピーク/トラフがある薬というのは極めてモニターが難しいですね。PT、aPTTによって検査をする場合に、何時に薬を飲んで何時に採血してみるかによってまるっきり違う数字が出てくる。しかも吸収の仕方も個

人差があります。例えばダビガトランを処方してaPTTが35秒だったという場合に、きちんと飲んでいてもそういうこともありますし、飲んでいないのかも知れない。

丸山　おっしゃる通りです。先述のように、今の凝固線溶検査は出血傾向を見るための検査ですからね。本当は「出来高」といいますか、最後の第Ⅹa因子やトロンビンができて、フィブリノゲンがフィブリンになっているというようなところを確認できれば少し鋭敏になるかも知れません。つまり生体内の凝固が反映されているもので見るということです。D-dimerなどは少し良いのではないかと思います。

三田村　そうですか。D-dimerはしばしば使われますね。最終的なプロダクトがどうなっているかを見ないと駄目だということですか。

丸山　そうですね。PT、aPTTというのは試験管内で人為的に凝固を作動させて、凝固する時間をみているわけです。「そこにトロンビン阻害薬やFⅩa阻害薬があれば凝固が遅れる」ということをみているわけです。でもそもそも時間でみていることが間違いなのではないかと私は思うのです。大きなけがのときは大きなフィブリンができる。小さなけがのときは小さい。そのフィブリンの塊を評価すれば、かなり正確になると思っているのですが。

三田村　でも、フィブリンに関してもワルファリンならある程度一定だと思うのですが、ピークとトラフのあるような薬ですと、それに伴って変わるのではないですか。

丸山　そうですね。ピーク/トラフがある場合は、フィブリンにまた反映されますので、それに伴って変動する可能性がありますね。

三田村　ワルファリンを飲んでいると血栓がだんだん小さくなって、経食道心エコーで見るとやがてなくなるというケースに時々遭遇します。それは溶かしてい

るというよりも、自然のプラスミンで良くなっている。ワルファリンなどの抗凝固薬はそれ以上悪化させないように助けているということでしょうか。

丸山　そうですね。血栓のフィブリンの表面や中にはプラスミノゲンがたくさん入っています。そしてt-PAはプラスミノゲン活性化を起こしますので、血栓が自然に溶けるというベクトルと血栓が大きくなるというベクトルのしのぎ合いになります。ワルファリンによって大きくなる方を止めてあげれば、小さくなって自然に消滅するということもあります。

三田村　それは新規抗凝固薬でも同じことが期待できますね。

丸山　期待できると思います。

抗血小板薬との併用はできないか

三田村　最後に抗血小板薬との併用について伺いたいのですが、冠動脈疾患やTIAの患者で抗血小板薬を切れないケースがあります。例えば心臓にステントを入れた人で心房細動があるときに、何か工夫はできないのですか。

丸山　血小板がコラーゲンと反応するのは止血の上で非常に大事です。だからアスピリンのようにそこをブロックすると必ず出血します。しかし血小板が代謝で活性化されるというのとではまた仕組みが違いますので、それを抑えてあげればかなり良いと思います。出血が少なくて血栓も抑えられる。新しいADP受容体の拮抗薬などは実験的には良い結果を出しており、現在、開発中です。

三田村　それは素晴らしいですね。丸山先生、ぜひまたその辺りの展開も教えてください。ありがとうございました。

Mini Lecture

ワルファリン物語

　もっともなじみのある抗凝固薬といえばワルファリンです。経口抗凝固薬として50年の歴史があります。意外に思われるかもしれませんが、最初は毒物として見つかった物質がワルファリンを生むきっかけとなったのです。

　1920年頃、北米で牛が次々と死亡する事件がありました。その牛からは牛乳ではなく、血乳が出たといいます。感染症を疑った牧場主がWisconsin Alumni Research Foundationに調査を依頼したところ、やがて飼料として貯蔵してあったスイートクローバーと呼ばれる牧草が腐敗しており、その成分のdicumarolという物質が原因であることがつきとめられました。これはビタミンKと類似した構造を持ち、ビタミンKに拮抗するため、ビタミンKに依存する凝固因子を生成できなくなり、その結果、出血死したことが分かりました。このdicumarolの誘導体が1948年に合成され、Wisconsin Alumni Research Foundation Coumarin、すなわちwarfarinと呼ばれるようになったのです。

　合成されたワルファリンは一体、何に使われたのでしょう。実は当初、この薬はネズミの駆除薬として重宝されました。もともとネズミ退治には猫、というのが相場でしたから、この薬の登場によって猫が不要になり「猫いらず」と呼ばれるまでになりました。

　なぜワルファリンでネズミが退治できるようになったかというと、やはり牛の場合と同様、それを何日も食べたあげくの出血死でした。

　ただネズミを殺すだけなら他にももっと強い毒薬がありましたが、ワルファリンには駆除薬として、他にはない優れた特性が二つ備わっていました。

　一つはネズミがそれを食べてもすぐには死なない、という点です。ワルファリンはビタミンK依存性凝固因子の生成を抑制するので、既に血中にあるそれら凝固因子がそれぞれの半減期に従って減少していくことから、効果の発

現に数日以上かかります。ですからすぐには死にません。そのため、仲間のネズミは何の不信も感じずにワルファリンを食べ続けてくれる、というわけです。すぐに死んでしまうようでは、他のネズミが怪しんで食べなくなってしまい、1匹しか退治できませんが、このワルファリンならばたくさんのネズミを退治できるので、より効果的だったのです。

　もう一つの特徴は死ぬ前に網膜出血が起こる、ということでした。そのため目が見えなくなったネズミは徐々に明るいところに出てくるようになります。最終的に明るいところで死んでくれれば、その始末も簡単ですが、暗い隅っこで死なれては、取り出すこともできず、死骸が放置されたままになってしまいます。網膜出血は広い意味で脳出血の一部ともいえるので、このころからワルファリンによる脳出血の問題が露呈していたとも考えられます。

　このようにワルファリンには独特の特性があり、ネズミ駆除に最適だったのです。ところがあるとき、そのワルファリンを大量に飲んで自殺しようとした人がいました。ワルファリンは一度に大量飲んでもすぐに効くわけではありませんから、その人は一命を取り留めました。そこで頭のいい人がいて、今度はワルファリンを適量だけ人に飲ませて、血栓予防に使おうと考えたのです。

　こうして1954年、ワルファリンを心筋梗塞例に対して投与してその後の血管閉塞を防止しようとする臨床研究が米国で開始されました。当時のアイゼンハワー大統領もその目的でワルファリンを服用したといいます。1962年には日本でもワルファリンの発売が始まり、心筋梗塞の他、肺塞栓や深部静脈血栓などに使用され、やがて人工弁や僧帽弁狭窄症、そして心房細動に使われるようになったのです。

第4章

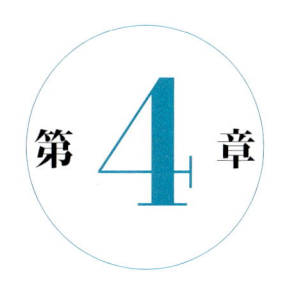

症例2・症例3
発作性心房細動

症例2　56歳 男性 早朝から動悸

図35　症例2　56歳 男性：早朝から動悸

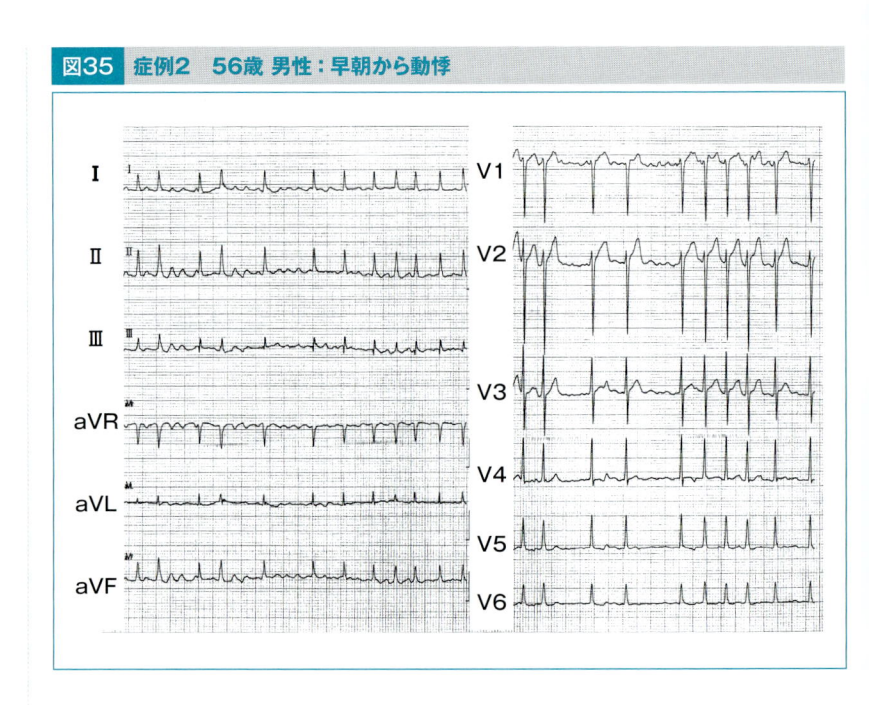

三田村	56歳の男性が「朝から動悸がします」と来院。何を聴きますか？
酒井	初発かどうか。
三田村	それは大事ですね。
横田	アルコールなどの嗜好歴。
三田村	そうですね。早朝からの動悸ということは、前夜にアルコールを飲まなかったか、量は普段と比べて多かったかどうかを聴かなければいけない。その他には、健診歴、高血圧や糖尿病を指摘されたことがないか。それで$CHADS_2$ス

コアが大体何点か分かりますね。心房細動の患者が来たら、必ずCHADS$_2$スコアを計算しなければいけない。さて、マネジメントはどうしますか？

平田　ひどい動悸ということで来院しているのでその症状を取ることをまず考えます。

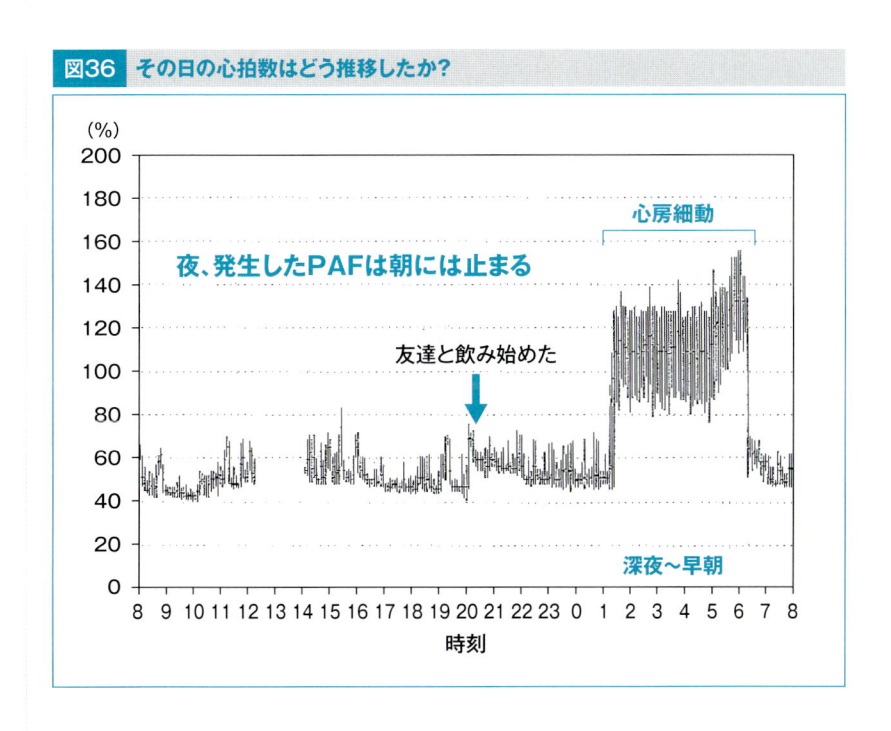

> **図36** その日の心拍数はどう推移したか？
>
> 夜、発生したPAFは朝には止まる
> 心房細動
> 友達と飲み始めた
> 深夜〜早朝

三田村　先述のように前夜にお酒を飲んでいたといった場合にはどうしますか？
お酒の飲み過ぎで心房細動が出た人は、放っておけば治ります。図36はホルター心電図のトレンドグラフですが、夜8時頃お酒を飲んでいる最中には心房細動は起こっていない。心房細動は飲み終わってしばらくしてから起こる。恐らく代謝物のアセトアルデヒドが関係しているのではないかと思います。この例では夜中の1時半頃から起こっています。ところが朝になると止まっている。どうしてだと思いますか？

酒井　副交感神経から交感神経に切り替わったということ。

三田村　それは何で分かる？

酒井　心拍数。

三田村　そうですね。心拍数が朝方速くなっています。ということは房室結節の通りが良くなったということです。副交感神経の緊張が低下して交感神経が賦活化してきた。そうしたら止まった。このように発作性心房細動（PAF）がどうして止まるかというと、ほとんどは自律神経の影響です。ですから発作性心房細動は半日で止まるというのが一般的です。交感神経優位が副交感神経優位に、副交感神経優位が交感神経優位に、どちらかに変われば止まる。早朝まで飲んでいた人は止まるのに昼までかかるわけです。面白いでしょう？

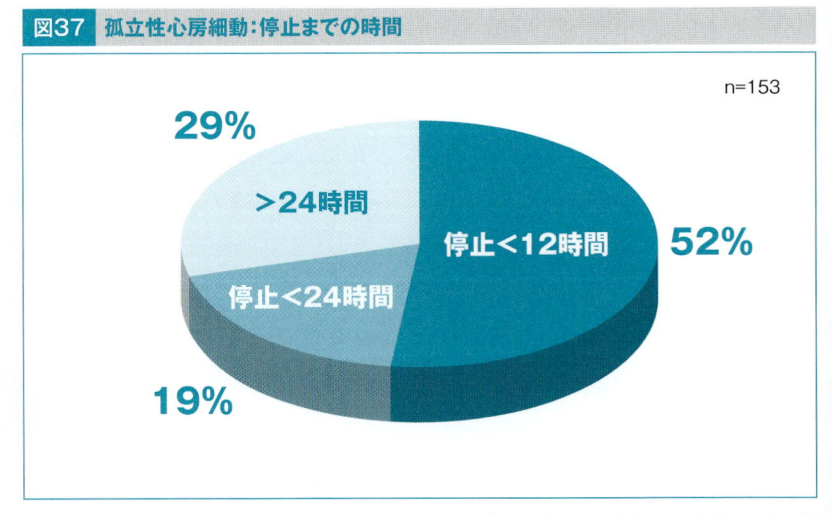

図37　孤立性心房細動：停止までの時間

n=153
- 停止＜12時間　52%
- 停止＜24時間　19%
- ＞24時間　29%

Geleris P, et al. J Cardiol 2001; 37: 103

救急外来受診例の半数くらいは治療しなくても停止するので、焦る必要はないわけです。様子をみてよいという発作性心房細動は、発生後半日以内。食べ過ぎや飲酒。しかも症状が比較的軽微な例です。

> **まとめ**
>
> ## 様子をみてよいPAFとは！
>
> ・発生後まだ半日以内
> ・飲酒、大食などが誘因
> ・しかも症状が比較的軽微

心房細動を止めるなら

三田村　わが国のガイドラインでは、発作を止める静注薬としてピルシカイニド（サンリズム®）、シベンゾリン（シベノール®）、プロパフェノン（プロノン®）、ジソピラミド（リスモダン®）、フレカイニド（タンボコール®）などのⅠ群薬（Naチャネル遮断薬と呼ばれ伝導を遅くする作用が特徴）が使えることになっていますが、大事なことはそこには前提条件があって「器質的心疾患がなく」、なおかつ「発作直後である」ということです。発作後48時間を超えて除細動すると5〜7％で脳梗塞が起こるので、48時間を超える前に止めたいという場合にはこれらの薬剤を使います（図38）。一つだけ薬剤を覚えておくとするならば停止にはピルシカイニドが一番使い易いですね。

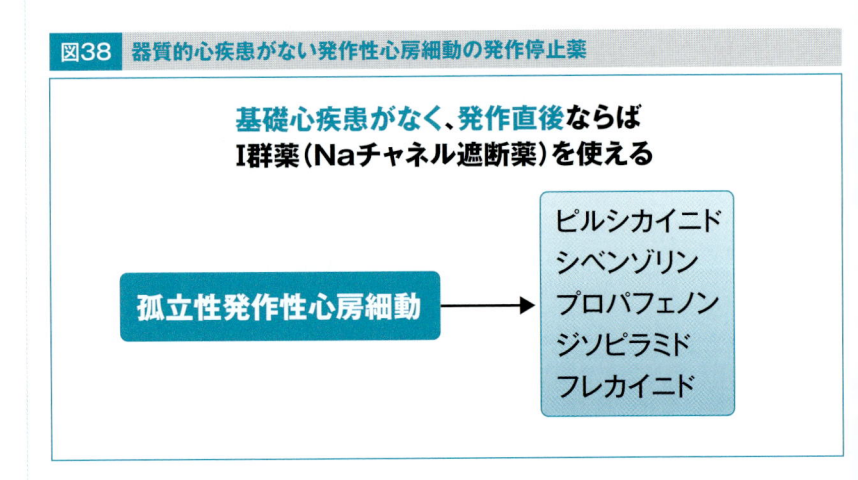

図38　器質的心疾患がない発作性心房細動の発作停止薬

基礎心疾患がなく、発作直後ならば
Ⅰ群薬（Naチャネル遮断薬）を使える

孤立性発作性心房細動　→　ピルシカイニド
シベンゾリン
プロパフェノン
ジソピラミド
フレカイニド

静注はピルシカイニド1mg/kgを10分で、というのが一般的です。
Pill in the pocketといって患者さんが内服薬をポケットに入れておいて、自分で飲むという方法もあります。図39の例はピルシカイニドを通常は1回に50mgを服用するところを、一度に100mgを飲んで、1時間以内に止まりました。この方法は患者さんも医者も便利なのですが、問題点もあります。知っていますか？

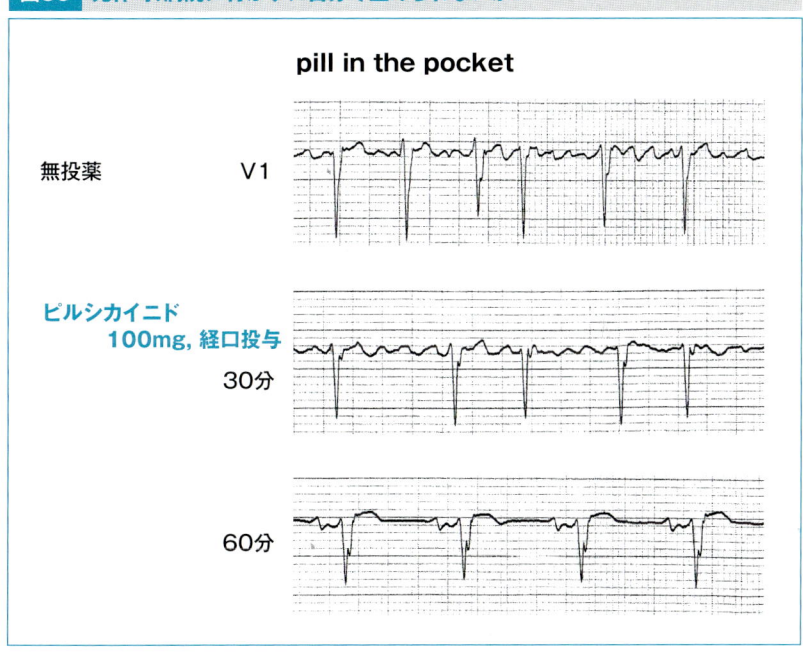

図39 発作時、病院に行かずに自分で止められないか？

pill in the pocket

無投薬　V1

ピルシカイニド
100mg, 経口投与
30分

60分

平田　一つは心房細動が止まったときにシックサイナス（洞結節機能不全）のようになり失神してしまうことがある。それからBrugada症候群を誘発する例がある。もう1点は、心房細動が粗動になるとむしろ脈が速くなる。

三田村　そうですね。このようなⅠ群薬は自動能も抑えるので洞調律の興奮を抑えてしまうことがあります。それから心房細動が途中から心房粗動に移行することが時々あります。心房粗動は1分間に300回の規則正しいリエントリー性心房興奮をもたらすので、通常は房室結節を2：1の頻度で通過して、結果として150/分の心室レートになることが多いとされます。ところがⅠ群薬は心房内の伝導を抑えるので、極端な場合、心房興奮が240/分くらいまで遅くなることがあって、そうするとまれに1：1伝導を起こして心室レートも240/分になってしまうこともあります。さらにBrugada症候群例では、Ⅰ群薬がV1、V2のSTをさらに上昇させて最悪のケースでは心室細動を誘発することもあ

るといわれます。なので、pill in the pocketはそう安易にすべきではなくて、ある程度条件があります。もともと心房粗動がない、シックサイナスもない、Brugada症候群もない。なおかつ1回目は医者の目の前で飲んでもらって問題がないかどうかを見て、きちんと止まることを確認しないといけない。そういった注意が必要です。

では、心房細動が止まった後に再発予防は必要か？というと、先ほども述べたように初発の場合は必ずしも予防する必要はありません。

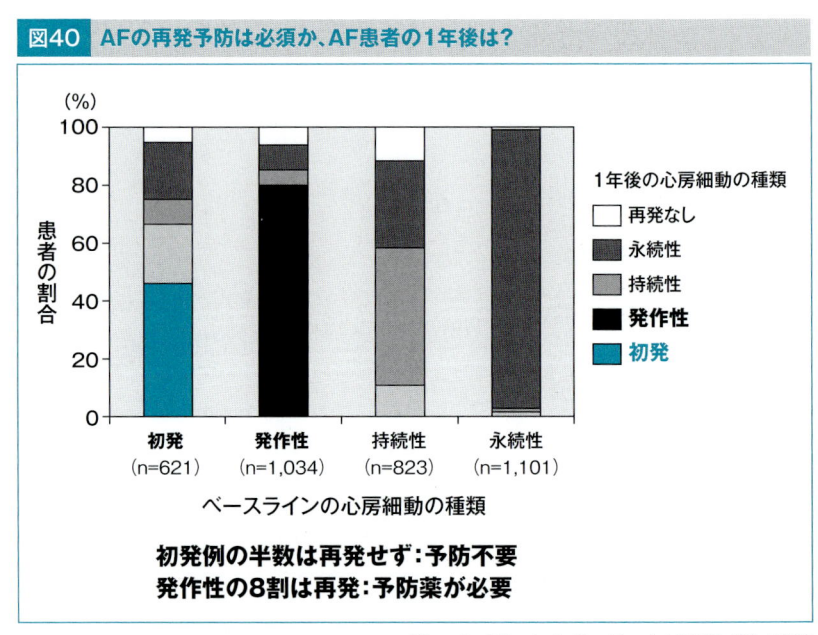

図40　AFの再発予防は必須か、AF患者の1年後は？

凡例：
- 1年後の心房細動の種類
- 再発なし
- 永続性
- 持続性
- 発作性
- 初発

ベースラインの心房細動の種類：初発（n=621）、発作性（n=1,034）、持続性（n=823）、永続性（n=1,101）

初発例の半数は再発せず：予防不要
発作性の8割は再発：予防薬が必要

Nieuwlaat R, et al. Eur Heart J 2008; 29: 1181

しかし器質的心疾患がある場合やCHADS$_2$スコアが高い場合は初発のケースでも予防を考える必要があります。

リズムコントロール薬は1日2回のもの、3回のものなどいろいろありますが、1日2回の内服で済むのはジソピラミド徐放剤とフレカイニドです。ただしジソピラミドはKチャネル遮断作用があり（Ia群薬：I群薬の中でNaチャネル遮断作用の他にKチャネル遮断作用も示す薬剤群）、QT延長に気を付けなければいけないので、どちらかというとフレカイニド（Ic群薬：Naチャネル遮断作用が特に強力な薬剤群）の方が安全です。フレカイニドは通常100mgを1日2回（200mg/日）内服します。QRS波の幅が極度に広くならないよう注意します。

ジソピラミドやシベンゾリンには、抗コリン作用があります。夜間に発作が起こるタイプ、つまり副交感神経が優位で起こるタイプには、そのような抗コリン作用のある薬剤を選択することがあります。いずれの薬剤も器質的心疾患があるときには避けるべきでしょう。

発作性心房細動の中でも再発性で有症候性で孤立性（器質的心疾患がない）のものに対しては、カテーテルアブレーションも十分検討に値します。
これは心内心電図です（図41）。P波がT波の上に乗っているので（P on T）ちょっと見にくいけれど、最初の興奮がどこから出ているか分かりますか？

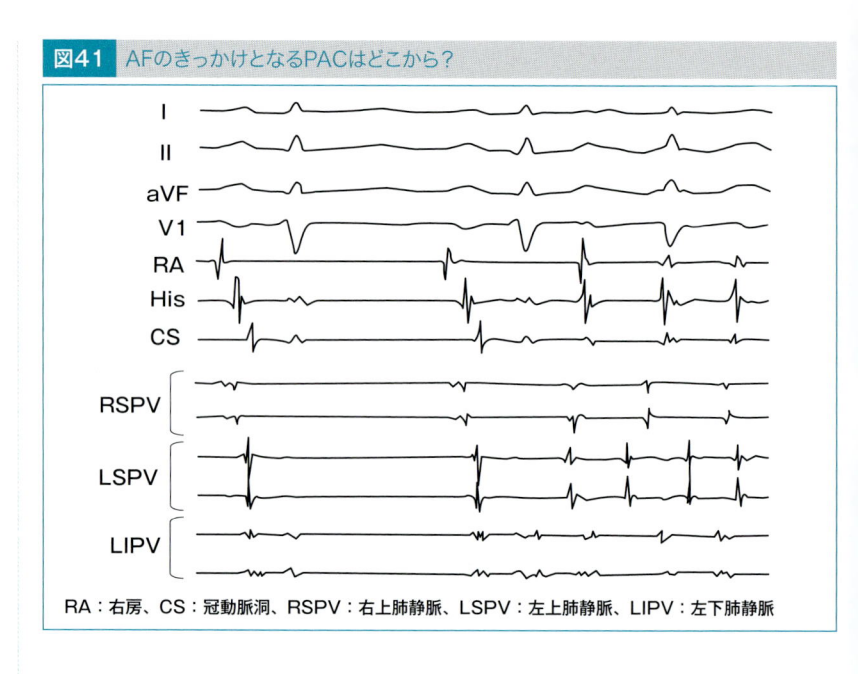

図41 AFのきっかけとなるPACはどこから？

RA：右房、CS：冠動脈洞、RSPV：右上肺静脈、LSPV：左上肺静脈、LIPV：左下肺静脈

いろいろなところの電位が見える中で、最初に出ているのはどこかを見ると……左の下の肺静脈（LIPV）が最初に興奮している（図42）。そこから他に伝わっています。そうやって探すわけですね。

カテーテルアブレーション治療では、その出どころを焼くわけです。肺静脈の中を焼くと肺静脈狭窄を起こすので、中を焼かずに周囲を隔離します（図43）。

図42 　AFのきっかけとなるPACはここから！

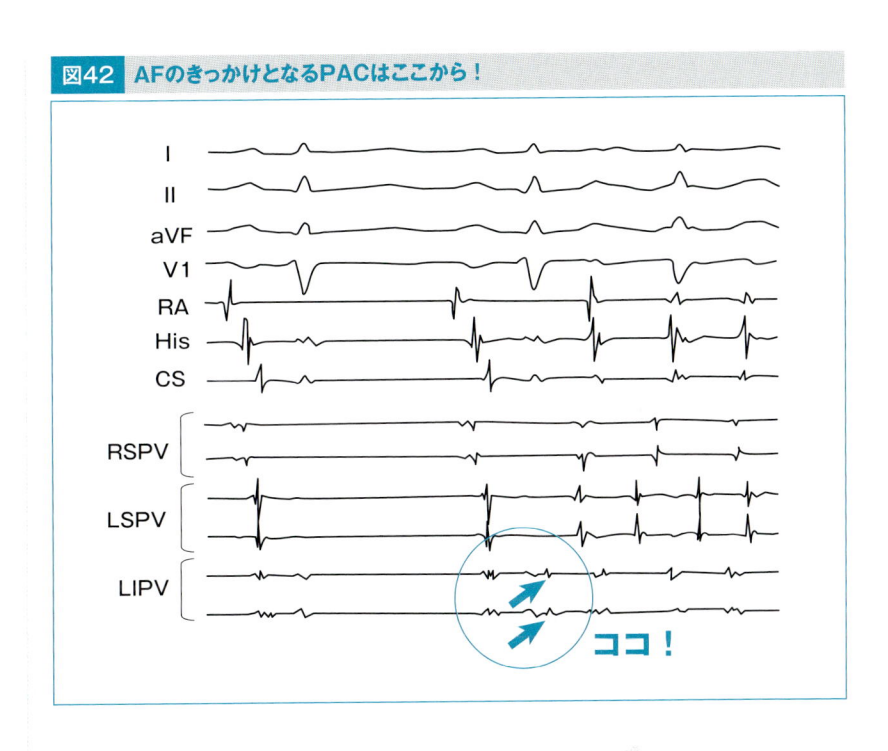

ココ！

図43 　心房細動の出どころを隔離する

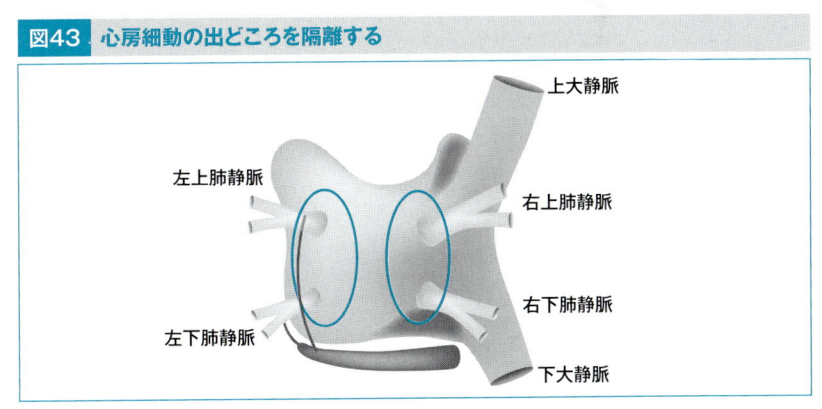

上大静脈
左上肺静脈
右上肺静脈
右下肺静脈
左下肺静脈
下大静脈

図44は別のケースで、左上の肺静脈が起源となっていますが、V1誘導を見ると、心房細動が止まって洞調律になっているけれど、肺静脈の中ではまだ心房細動が続いているということがあり得るわけです。

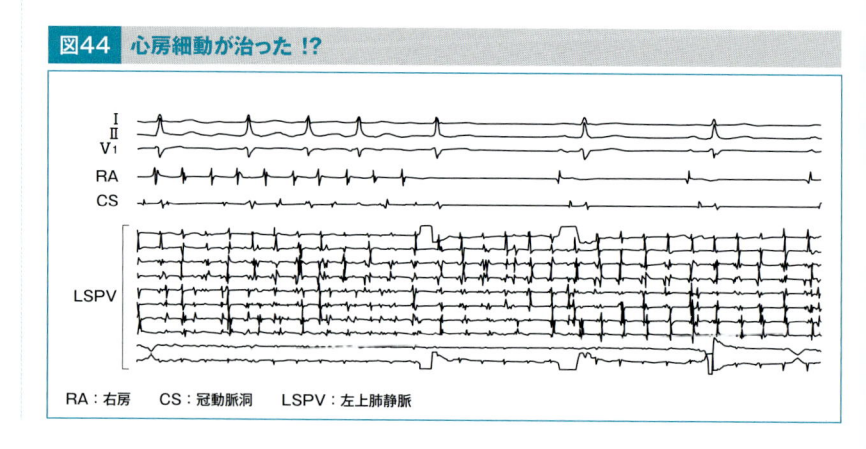

図44 心房細動が治った!?

RA：右房　　CS：冠動脈洞　　LSPV：左上肺静脈

まとめ　心房細動発作を止めるなら

・器質的心疾患がなく、発作後48時間以内
　　⇒ピルシカイニド、シベンゾリン、プロパフェノン、ジソピラミド、フレカイニド
・Pill in the pocketが許されるのは
　　・2時間以上耐えられるAF
　　・1週間以上持続した既往なし
　　・QRS幅正常、器質的心疾患なし
　　・心房粗動(−)、シックサイナス(−)、Brugada症候群(−)
　　・監視下試用で6時間以内に催不整脈作用なく停止(or 静注で停止)
・再発性で有症候性で孤立性の場合
　　⇒カテーテルアブレーションも選択肢の1つ

症例3　63歳 男性 先週から脈が変

図45 症例3　63歳 男性：先週から脈が変

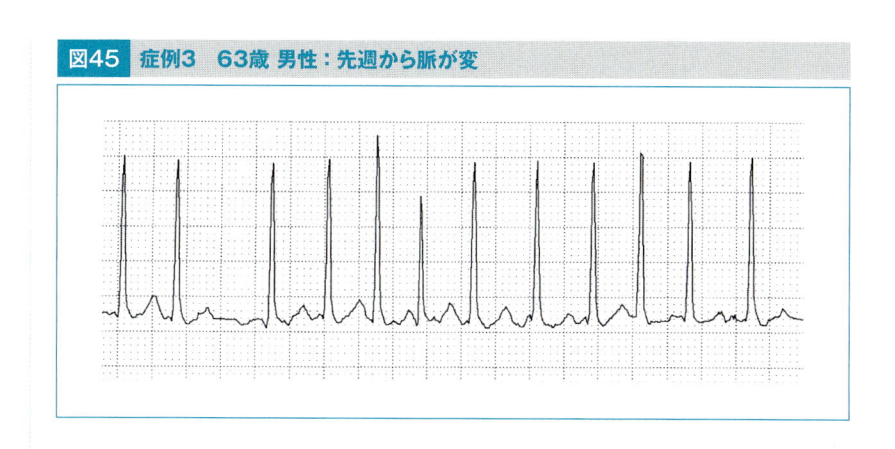

三田村　今度は、先週くらいから脈が変だと来てみたら心房細動だったという例ですが、この場合の注意点は何ですか？

酒井　すぐに止めてしまうと血栓が飛ぶ可能性がある。

三田村　そうですね。先週からというのがいつからなのか明確には分からないけれど、少なくとも48時間以上たっていそうだという場合には、いきなり止めないというのが一番のポイントになります。抗凝固療法をせずに除細動を行うと5〜7％の確率で脳梗塞になるといわれています（図46）。それでもどうしても除細動したいという場合にはどうしたらよいですか？

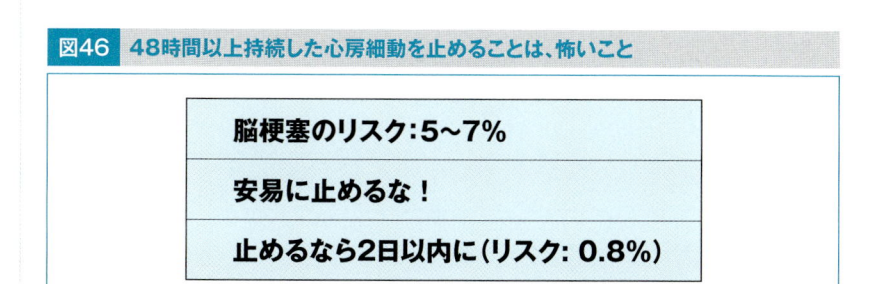

図46 48時間以上持続した心房細動を止めることは、怖いこと

脳梗塞のリスク：5〜7％
安易に止めるな！
止めるなら2日以内に（リスク: 0.8％）

酒井　抗凝固療法をして、経食道心エコーで心房内の血栓がないことを確認する。

三田村　48時間未満であれば、0.8%の脳梗塞リスクはありますが、ヘパリンを投与した上で電気的・薬理学的除細動が可能です。緊急の場合や器質的心疾患のある例では薬剤よりも電気ショックによる除細動の方が安全確実とされます。48時間を超えた場合、あるいはいつから起こっているか分からない場合に除細動を行うと脳梗塞リスクは5〜7%と急に高くなります。ですから酒井先生が言ったように経食道心エコーで血栓がないことを確認できれば除細動して構いません。もちろんヘパリンを流しながらですが。でも経食道心エコーの装置がないといった場合には、抗凝固療法を3週間以上行うのが原則です。この「3週間以上」というのはワルファリンでは注意が必要で、PT（プロトロンビン時間のINR（International normalized ratio、国際標準比）を2以上にしてから3週間ということです。INR2までいくのに1週間くらいかかる。それからさらに3週間以上ということです。なおかつ洞調律に戻ってからも4週間以上は続けるべき、ということになっています。再発の可能性がある例ではずっと続ける必要があります。除細動する場合にはこのような注意が必要です（図47）。

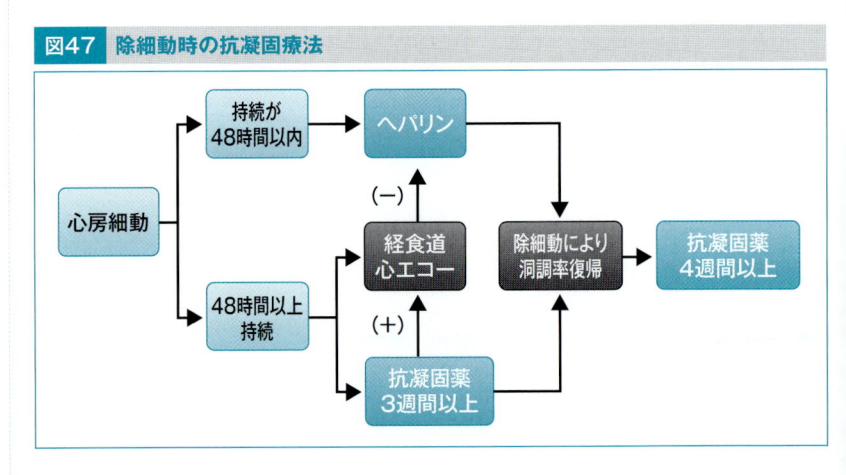

図47　除細動時の抗凝固療法

ところで、血栓の可能性が否定されたとして心房細動の電気ショックのやり方については知っていますか？

まず血栓がないことを確認する必要があります。それから麻酔をかけるので空腹状態にしておかなくてはいけない。誤嚥の心配がありますからね。もちろんシックサイナスがないなども分かっていることが必要です。さて、何ジュールでやりますか？

横田　100ジュール。

三田村　基本は100ジュールでよいと思います。電気ショックの器械は同期、非同期がありますが、どちらを使いますか？

横田　もちろん同期です。

三田村　そうですね。酒井先生、同期というのは何に同期する？

酒井　QRSです。

三田村　そう、QRSですね。ショックボタンを押すときのタイミングはわかりますか？

酒井　分からないです。

三田村　患者は軽い麻酔では呼吸をしているわけですから呼気時にかける。吸気だと肺に空気が入っているから電気が伝わりにくい。呼気時にボタンを押すのがポイントです。

まとめ　持続性心房細動に除細動を試みる場合のポイント

・十分な抗凝固療法が維持されている
・器質的心疾患ではなるべく電気ショック
・薬で止めるには特殊な薬剤が必要(p.112参照)

持続性心房細動を薬で除細動する

三田村　薬理学的除細動では、心房細動の持続が48時間以内の場合、先述のピルシカイニドなどのⅠ群薬が使われます。ところが持続が長引いて1週間を超えるとこの種の薬はほとんど効かなくなってしまいます。電気的リモデリングの影響です。それでも持続性心房細動を除細動できる薬剤が一つあるのですが知っていますか？

酒井　分かりません。

三田村　日本で持続性心房細動の除細動で保険適用が取れているのはベプリジル（ベプリコール®）のみです。この薬はNaチャネル、Caチャネル、Kチャネルなどをブロックする作用を持ったユニークな抗不整脈薬です。

この例は心房細動が長く持続している例ですが、まずレートコントロールしてワルファリンを始めます。INRが2を超えて3週間以上その状態を維持してからベプリジルを投与します。50〜100mgを1日2回経口投与です（100〜200mg/日）。ベプリジルを使ったことはありますか？

横田・酒井　使ったことはありません。

三田村　ベプリジルという薬はすぐに効果が出ません。投与して2週間たってもまだ効いていない（図48）。

5週間くらい使ってやっと効果が出る（図49）。効果が出るまでに時間のかかる薬です。

図48　ベプリジル200mg×2週間

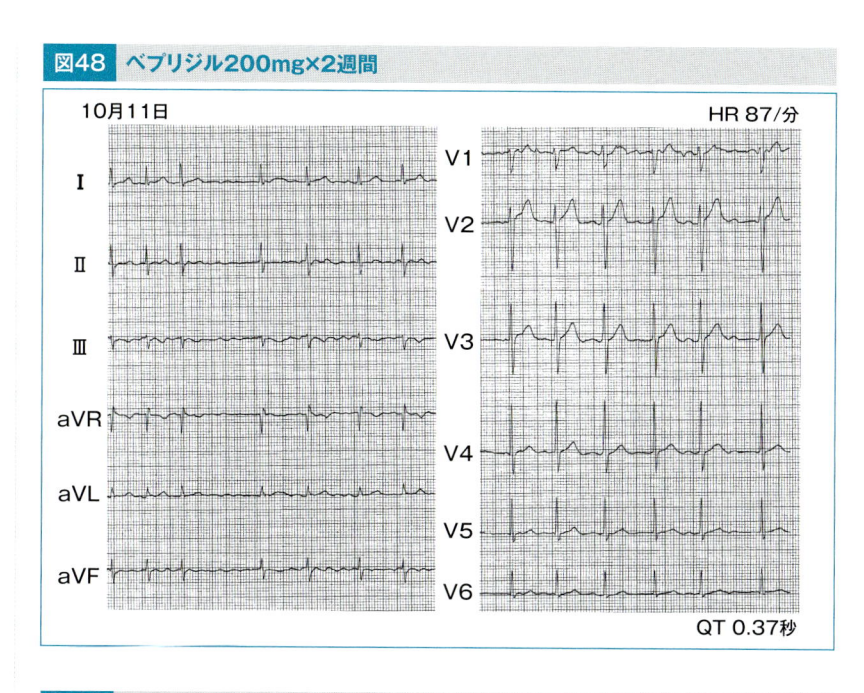

10月11日　　　　　　　　　　　　　　　　　HR 87/分

QT 0.37秒

図49　ベプリジル200mg × 5週間

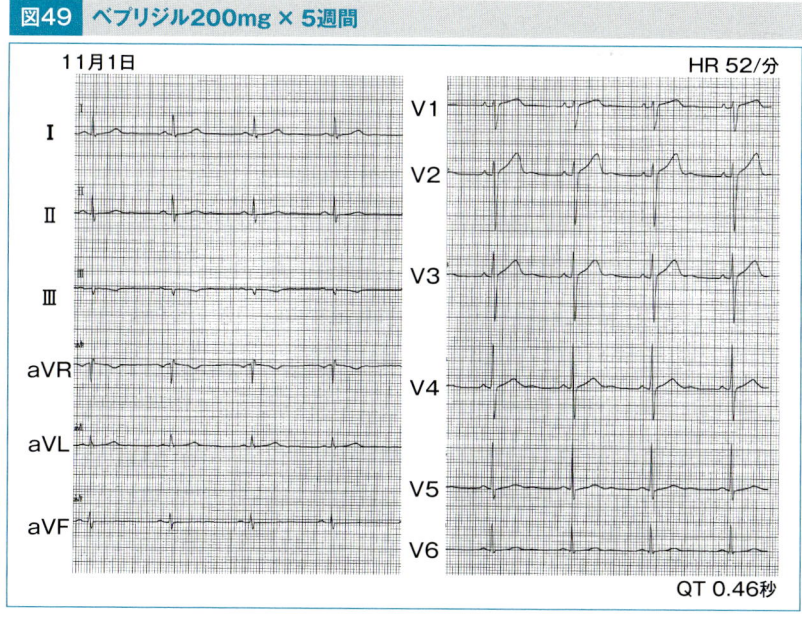

11月1日　　　　　　　　　　　　　　　　　HR 52/分

QT 0.46秒

113

ベプリジルにはKチャネル遮断作用があって、それは心房にだけでなく、心室筋にも効くのでQTを延長する作用があり、torsades de pointes（多形性心室頻拍）に注意が必要です。投与を開始する前にまずQT時間が正常であるのを確認することが必要ですが、投与後も時々心電図を記録し、心房細動中はQTc（心拍数を補正したQT）の測定はほとんど不可能なのでQT時間を直接測ります。一番QTの長いQT時間を計って0.52秒を超えたら要注意、0.56秒を超えたら中止か減量、0.60秒を超えたら中止するだけでなく、場合によっては入院させて心電図モニターをすることもあります（図51）。低カリウム血症や徐脈で余計にQTが延びるので血清Kは4mEq/L以上、心拍数は50/分以上であることが必要です。ただ、持続性心房細動ではほとんど症状が消失している例も多いので、その場合にはあえて除細動を試みずに、そのままレートコントロールと抗凝固療法を続けることもよくあります。

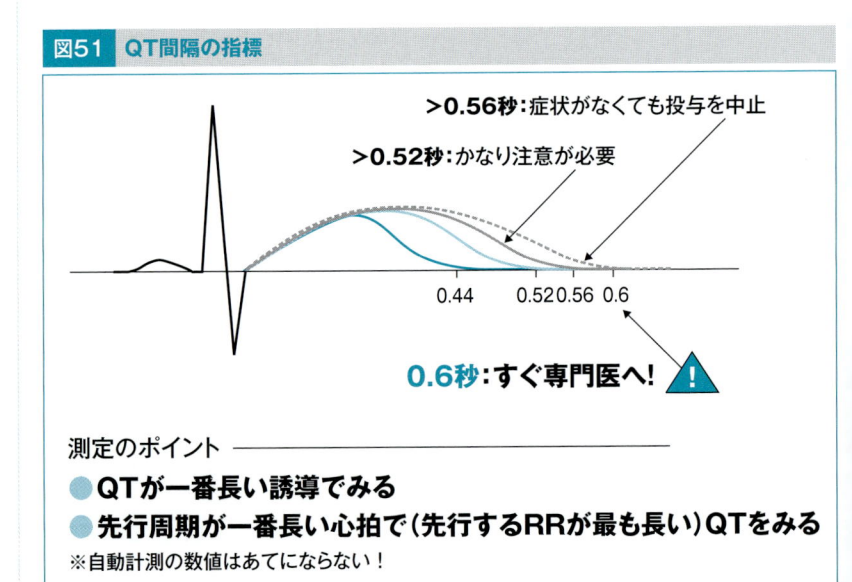

図51　QT間隔の指標

> 0.56秒：症状がなくても投与を中止
> 0.52秒：かなり注意が必要

0.44　0.52　0.56　0.6

0.6秒：すぐ専門医へ！

測定のポイント
- **QTが一番長い誘導でみる**
- **先行周期が一番長い心拍で（先行するRRが最も長い）QTをみる**

※自動計測の数値はあてにならない！

これまで述べてきたように、心房細動のリズム治療ではまず心房細動の持続時間を確認することが重要で、それによって抗凝固療法が必要か否かが決まりますし、使う抗凝固薬の種類も変わってきます。心房細動はダイナミックな生き物だ、と認識することがポイントといえます。

まとめ：持続時間を重視した孤立性（器質的心疾患がない）AF治療

- AF<12時間　　停止は自律神経、予防は血圧管理
- AF<48時間　　停止はIc群抗不整脈薬、予防はアブレーション
- AF>48時間　　左心耳血栓を否定するまで除細動厳禁
- AF>7日　　　原則はレートコントロール（ときにベプリジルで除細動）

第 5 章

対談

心房筋をカテーテルで焼いて治す

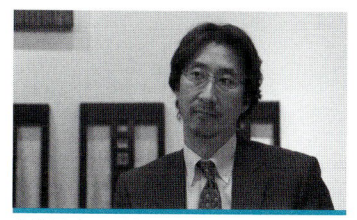

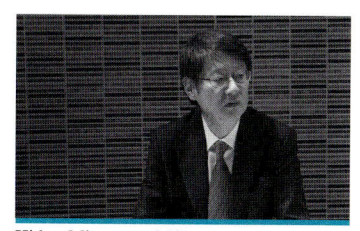

Seiji Takatsuki M.D.

Hideo Mitamura M.D.

高月誠司（アブレーション治療スペシャリスト）
三田村秀雄（不整脈・心電図スペシャリスト）

心房筋をカテーテルで焼いて治す

高月誠司先生　　[聞き手] **三田村秀雄**

アブレーションの仕組み

三田村秀雄　アブレーションが不整脈の治療に使われ出したのは1984年、電気ショックによって房室ブロックを作ったという報告が最初で、その同じ年にKent束に対して電気ショックによるアブレーションを行ったという報告が続きました。MoradyやScheinmanらの功績です。当初用いられていたのは電気ショックでしたが、それが高周波を使う方法に変わって、それからいろいろな不整脈に適応されるようになりました。そもそも高周波アブレーションというのはどういう仕組みなのか、簡単に教えていただけますか。

高月　誠司　カテーテルの先端を心臓の筋肉に接着させ、背中、あるいは大腿部に比較的大きなパッチ電極を貼って、その間に高周波の電気を流す。高周波というのは周波数が若干異なるものの原理としては電気メスと同じで、摩擦熱を発生させて心臓の中でやけどを作るというようなイメージです。

三田村　電気メスとはどう違うのですか。

高月　電気メスは容易にカットできますが、アブレーションでは組織が切れるということはありません。

三田村　電気メスでは焼け過ぎてしまうということですね。アブレーションは低温やけどで済ませる。具体的には何度くらいの温度になるのですか。

高月　組織が可逆的に反応を起こす、つまりやけどになって一回壊死してしまうという温度が大体60〜70℃くらいといわれています。

三田村　基本的には壊死を作って電気を通さないということを狙っているわけですね。

高月　はい。カテーテルの先端にある電極には温度センサーがついていて、それをモニターします。ただし先端電極よりも組織の中の温度の方が高くなります。ですから組織焼灼の温度として60〜70℃をターゲットとするので、カテーテルは50〜55℃、高くて60℃程度に設定します。

三田村　先端よりも組織の中の方が温度は高くなる。

高月　そうです。心臓の内側は常に血液で冷やされていますので、組織の方がむしろ温度は高い。

三田村　心臓の内面というのは血液が動いているからクーリングで少し冷めるわけですね。壊死させるためにはある程度の温度に保つ必要があるわけですが、温度が高過ぎるとどうなるのですか。

高月　温度が高過ぎて90℃を超えると、組織の中に入っている空気の成分などが気体化して水蒸気爆発のようなことが起こります。

三田村　沸騰してしまうということですね。

高月　そうです。同時にカテーテルの電極部分に血液が凝固してしまうこともあります。

三田村　先ほど組織内の方が温度が高いというお話があったと思いますが、血液と接しているところが凝固しやすいのは当然だとしても、組織の中の血管では凝固は起こらないのですか？

高月　組織内の血管というのは毛細血管レベルということですよね。もちろん凝固壊死はあると思いますが、目に見えるような血管、例えば冠動脈などの近くに熱を加えなければ、心臓に与える影響はないと思います。

三田村　では60〜70℃が沸騰もせずちょうどいい温度で、温度についてはモニターしなが

ら調節できるという理解でよいですね。

高月　はい、そうです。

三田村　カテーテルの先端はどのくらいの太さですか。

高月　カテーテルの太さは一般にフレンチサイズで表され"Fr"または"F"と表記されます。この数字を3で割るとmm単位の直径が得られます。現在は8Fr（2.6〜2.7mm）が多く使われています。カテーテルの先端には弾丸型のチップと呼ばれる電極が着いています。チップの大きさもいろいろあって、最初に4mmチップが出たときに当時としては大きな電極だったので「ラージチップカテーテル」と呼びました。ラージチップカテーテルによって安定した高周波で安全に治療ができるようになりました。

三田村　電極の大きさが異なることで何が変わってくるのですか。

高月　電極が小さいと同じパワーをかけても同じ面積あたりの電流密度が高くなります。つまり狭い範囲に多くの電流が流れてしまうので深い病変ができやすい。先端のチップが大きい方が電流密度としては小さくなるので、同じパワーをかけた場合に、理論的には大きいチップの方が病変は小さく、小さいチップの方が大きな病変ができます。また大きいチップの良い点は接している部分がクーリングされやすいということもあります。

三田村　クーリングされる方が良いのですか？焼かなければいけないので、温まらないといけないわけですよね？

高月　電極の温度と組織の温度が違うということは先述しましたが、電極自体が熱くなり過ぎると危険なのでそれ以上のパワーをかけられません。電極自体が熱くなるとその心内膜表面で血液が沸点に近づいて周囲で、血栓ができるという問題が生じます。脳梗塞のリスクが出てくるということです。

三田村 心内膜面に血栓ができない温度で、組織を温めようということですね。

高月 そういう作戦で行きたいのです。そのためにどうするかというと、電極を適当に冷やしてあげる。そうすると電極自体はそれほど熱くならずに電流のパワーをかけられ、心臓の筋肉内にある程度大きな病変を作ることができる。例えば4mmチップと8mmチップという代表的な電極がありますが、8mmの方が冷やされやすいのでパワーをたくさんかけることができるというメリットがあります。もちろん電極の当て方にもよります。電極をピタッと組織に対して平行に置いた場合、大きな病変ができる。ですから8mmチップの方がある程度の範囲を持った病変ができやすいのです。

三田村 病変の大きさは大体どのくらいですか。

高月 病変の大きさは、通常直径5mm程度、深さも5mm程度です。

図51　アブレーションの仕組み

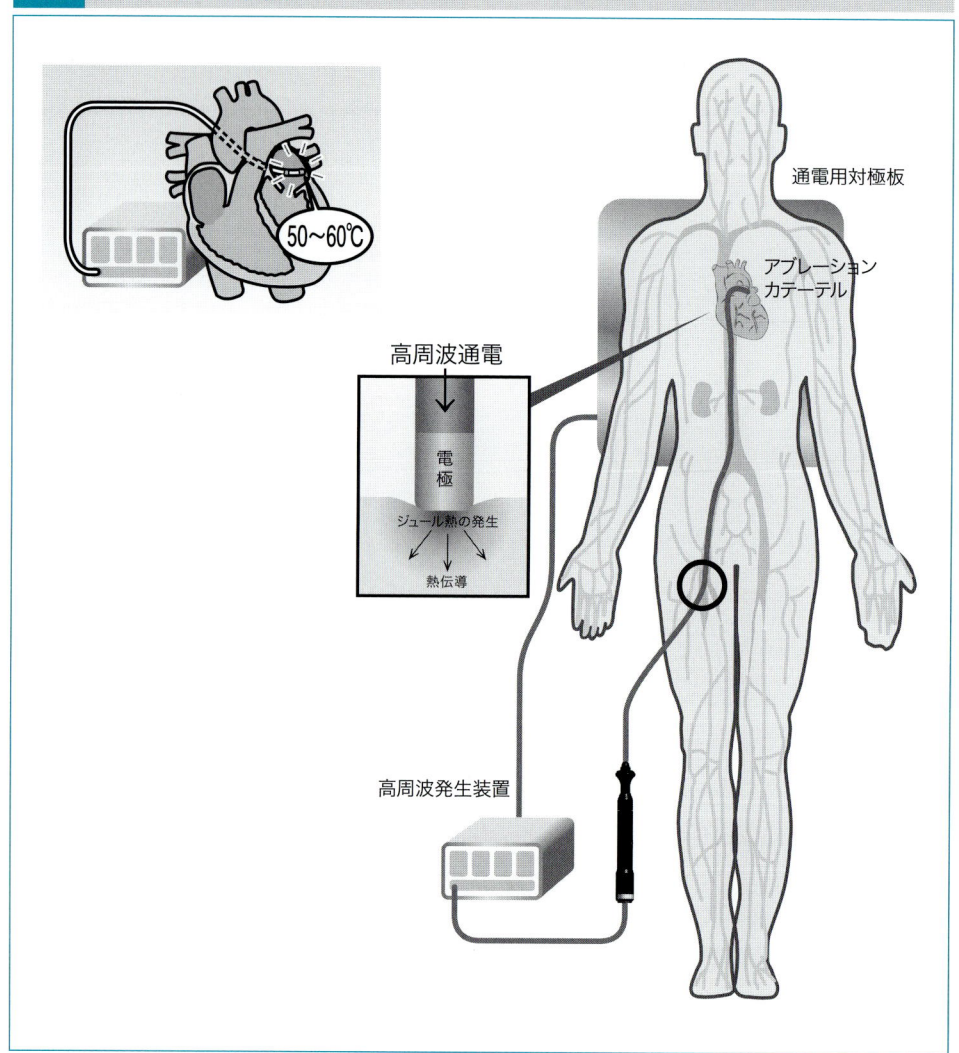

50～60℃

高周波通電
電極
ジュール熱の発生
熱伝導

通電用対極板
アブレーションカテーテル

高周波発生装置

セント・ジュード・メディカル株式会社 提供

「焼く」ということ

三田村 　今までのお話でアブレーションの仕組みが何となく理解できたと思います。このアブレーションという方法を最初に不整脈の治療に用いたのは冒頭述べたようにKent束に対するものでした。ターゲットを理解してそのターゲットを焼く。つまりそこに電気を通さないように不整脈のリエントリー回路の途中を中断する、あるいは新たな自動能によって生じる不整脈を出なくする。そのようにピンポイントで焼いたというのがこれまでのアブレーションの歴史ですね。

高月 　はい。房室ブロックを作るという例もありましたがそれは特殊な場合です。出発点としてはやはり副伝導路を断つということが大きかったと思います。通常は絶縁されている心房と心室の間にKent束という数mm以下の筋束があって電気の通り道となり、それによって不整脈が起こります。つまり、Kent束が不整脈の回路を形成していますので、その部分だけを焼きます。

　また上室性頻拍症の代表的なものとして房室結節リエントリー性頻拍がありますが、これは心房と房室結節との間に、速伝導路と遅伝導路という性質の異なる2本の伝導路が存在する症例に起こります。この場合、心房から房室結節へ侵入する遅伝導路をアブレーションの標的にして、ポイントで焼くという手法をとります。

　不整脈の回路が細ければそういったピンポイントのアプローチができるわけですが、回路に幅がある不整脈もあります。その代表的なものが心房粗動です。心房粗動というのは右房中隔を下から上に上がって右房壁側の櫛状筋を上から下りていくリエントリーです。右房側壁を下降したあとに三尖弁輪と下大静脈の間の峡部と呼ばれる幅を持った領域を通ります。そこが回路で一番狭い部分となりますが、それでも2cmくらいの幅があって、そこを焼くわけです。

三田村　先ほどのお話では焼ける範囲は5mmとのことでしたので、そうすると1回の焼灼では焼ききれないということですね。2〜3cmあるとなると4〜5回焼くのですか？

高月　順調に行ってもそのくらいは焼く必要があります。

三田村　広い範囲を焼くときにはサーッとカテーテルの先端をずらしながら焼くのですか？それともピンポイントを何回か、点、点、点、点と焼くのですか？

高月　大体安定した病変を作るのに1カ所に対して30秒〜1分通電します。局所の電位を電極で記録しながら治療するので、その心電図を見て「ここはもう壊死した」と判断できれば、熱を加えたまま、また少しずつずらしていくという方法もあります。とはいえ1点1点焼くというのが基本的なアプローチです。

三田村　いずれにしても、最初はピンポイントを標的としていたのが、やがてラインで焼くことが必要な不整脈にも応用を広げていったということですね。

心房細動メカニズムへの執拗な追究

三田村　さて、今日のメインテーマは心房細動ですが、私自身、心房細動にアブレーションができるということは予想もしていませんでした。なぜかというとアブレーションというのは、やはりピンポイントで焼けるものがターゲットだと考えていたのです。心房細動というのは非常にランダムでマルチプルなリエントリーで起こっている、心房の中で興奮がバラバラに渦を巻いているわけです。そのどこを焼いたらよいのかというのは、なかなかイメージできませんでした。

私はもともと心房細動に興味があったので、実験的に心房細動を解明できないか？という研究を慶應大学にいる時に高月先生とも一緒にやっていました。その時は実験で心房細動モデルを作るというのが一つのテーマでしたね。迷走神経を刺激して心房細動を起こしやすくするモデルをイヌで作ったこともあります。

その後1995年にオランダのAllessieらのグループが高頻度に心房を刺激して実際に心房細動を起こすという実験に成功しました。これは非常に画期的でAF begets AFという言葉が生まれたのはこの時でした（p.27 Mini Lecture参照）。当時のモデルは心房にランダムリエントリーに近いものを起こさせて、それに対してさまざまな薬剤を用い、ある薬が効いた、ある薬は効かないといった議論が展開されました。しかし心房細動を根本的に治すという発想はそこでは生まれてきませんでした。

そういう経緯があってアブレーションも難しいし薬物療法も難しいと思っていたところに、1998年にフランスのボルドー大学のHaïssaguerreらの論文が出ました。この論文が衝撃的だったことの一つに、これは動物実験ではなくヒトでの報告だったいうことがあります。この内容について高月先生、簡単に紹介していただけますか。

高月　起こってしまった心房細動というのはランダムに興奮旋回が起こるので治療はできないだろうとそれまでは考えられていました。ところがHaïssaguerreらのアプローチは、どこから異常な電気が起こって心房細動を起こすのか。心房細動が起こった後ではなく起こるきっかけとなる、最初の心房期外収縮の出どころを探すというものだったのです。

具体的には右房から心房中隔穿刺を行って左房に電極カテーテルを挿入し、右房および左房起源の不整脈を捉える工夫をしました。左房に開口する肺静脈には左房との接合部から2cmくらいまで心筋が入り込んでいます。

Haïssaguerreらは、その入り込んだ肺静脈内の心筋からトリガーとなる期外収縮が出ている例が圧倒的に多いことを発見したのです（図52）。

図52　心房細動のトリガー（期外収縮）のほとんどは左房の肺静脈付近から出現していた！

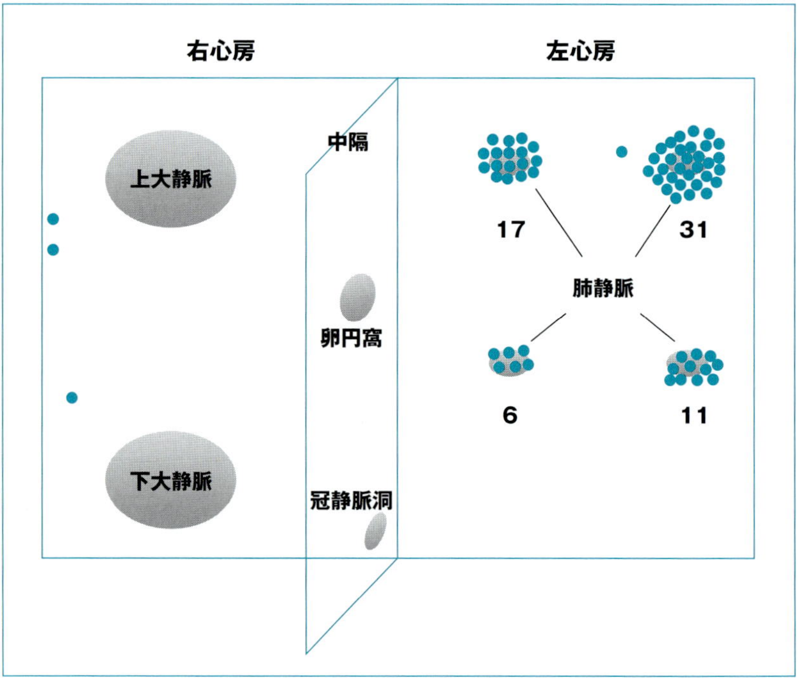

右心房　　　　　　　　　左心房

上大静脈

中隔

　　　　　　　　17　　　　31

卵円窩

　　　　　　　　　　肺静脈

　　　　　　　　6　　　　　11

下大静脈

冠静脈洞

Haïssaguerre M, NEJM 1998; 339: 659

そしてその異常興奮部位を局所的に焼灼すると60％くらいで心房細動を止める効果が得られたと報告しました。発作性心房細動がピンポイントを標的とした治療で治る、ということはとてもインパクトが大きかったですね。

Haïssaguerreらも最初から心房細動を狙いにいったのではははなく、EPS（心臓電気生理学的検査）を行って不整脈に対するアブレーションの症例を積み重ねていくうちに「肺静脈が怪しいのではないか」ということになったのではないかと推測します。

三田村　彼らの報告の45例中ほぼ半数は以前に心房粗動のアブレーションを受けている例なので、先生がおっしゃるように、心房細動に限らずアブレーションの症例を積み重ねていった中で見つけたのではないかと私も思います。また非常に高頻度に起こる心房細動発作例で、入院後も毎日発作が起こった例がほとんどです。かなり特殊なグループを対象としてアブレーションを施行した結果ではないかと思います。

高月　アブレーションによって治る心房細動は、期外収縮が頻発していて、時々心房細動を起こすような特殊なグループなのではないかと当初は考えられていましたね。

Haïssaguerreは何を見つけたか

三田村 私が興味深いと思ったのは、肺静脈は4本あるわけですが、4本のうちのある1本から出るケースもあれば複数の場所から出る例もあり、まれには右房から出るものもあってかなり個人差があるという点です。

それからもう1点は、心房の電位と肺静脈電位が別だというのも面白いと思いました。肺静脈の中にただ心筋が入り込んでいるだけでそこが心房の延長なら、一つの電位しか記録できないはずなのに、一つのカテーテル電極で二つの電位が記録できているのですよね。その辺りはいかがですか。

高月 例えば均一な組織であればその中のどの点を見たとしても、通常そこでは電気が通過する瞬間の一つの電位が記録できます。ところが少し伝導性が違う組織であったり、組織の境のところで伝導遅延があったりすると二つの電位が見える可能性があります。

もう一ついえるのは、例えば左の肺静脈の前面は左心耳に接していますので、左心耳の電位と肺静脈の電位が両方記録できるということもあります。右の肺静脈であれば上大静脈の電位が記録できます。

三田村 つまりファーフィールドの電位とニアフィールドの電位との両方が記録できる場合もある。それから、もし伝導が遅延している場所が心房と肺静脈接合部の非常に狭い範囲である場合でも、同じ興奮の流れによって若干の時間差をもって出現した心房起源と肺静脈起源の両方の電位を、同じ一つのカテーテルの電極で記録できることがあるということですね。

高月 そうです。心房と肺静脈との接合部で伝導性が変わって遅延している場合に両方見える可能性があります。われわれも実際に臨床で、肺静脈の中まで電極を入れて電位を記録することがありますが、やはり心房と肺静脈両方の電位がみえることをよく経験します。

三田村　Haïssaguerreらの論文では、この二つの離れた電位が肺静脈に入るとくっつく場所がある、そこがまさに左房と肺静脈との接合部なわけですが、そこよりさらに奥にカテーテルを進めるとまた二つの電位が離れる、ということまで見つけたのはすごいと思いました。つまり心房細動のトリガーとなる期外収縮は肺静脈の奥の方から出ているらしいと考えたわけですよね。それからもう一つ、期外収縮の連結期が通常の心房期外収縮の連結期よりもかなり短かったですよね。その辺りも新しい知見かなと思いました。

高月　そうですね。それについてはその後の研究で、通常の心房の組織とは異なる電気的な特性が肺静脈にはあるということが分かってきました。心房細動を起こす人の肺静脈の電気的な特性は非常に不応期が短い、つまりそれだけ高頻度に興奮を発することができる状態にあるのです。

三田村　体表面心電図で見るとP on T現象というものですね。

高月　そうですね。先行するT波の上に心房期外収縮のP波が乗るような連結期が短い期外収縮から心房細動が起こるのではないか、それが肺静脈起源のことが多いと考えられたのです。

どこを焼くのか

三田村　かつてはHaïssaguerreらの報告は特殊なグループの心房細動を扱っていると思われていましたが、その後、もっと普通の心房細動でもアブレーションが有効であると徐々に見直されるようになりました。その経緯を教えていただけますか。

高月　Haïssaguerreらが行った肺静脈内に発生する異常興奮の発現部を電極カテーテルで焼灼する当初の方法は肺静脈内巣状（focal）アブレーションと呼ばれましたが、まずそのターゲットを見つけるのが非常に困難でした。そのため再発が多い、さらには焼いた部分で肺静脈狭窄を来すなどの大きな問題を抱えていました。その後彼らは、2000年に自身らで開発した先端がリング状になって複数の電極が並んでいる特殊なカテーテル（LASSO®カテーテル）を肺静脈と左房の接合部の入口に留置して、両者の電気的結合をブロックする肺静脈隔離という方法を報告しました。4本の肺静脈全てを電気的に隔離するというアプローチを心房細動の治療として行ったのです。

三田村　肺静脈と左房の結合部の入口の周囲を線状に焼くということですか。

高月　線状というか……LASSO®カテーテルで見ながら、電気が流れていると思われるところをピンポイントで焼くという感じですね。

三田村　肺静脈4本についてそれをするのですね。

高月　そうです。それまでは肺静脈の中から異常な電気が出ていることを確認する必要がありましたし、その肺静脈の中でここが発生源ではないかということを見つけなければなりませんでした。そうなると心房細動の症例の中でも高頻度に期外収縮が出ているという症例でしか見つけることができなかったのですね。

三田村　カテ室に入ったときに、期外収縮がピタッと出なくなってしまうような場合には分からなかったわけですね。

高月　そうです。肺静脈隔離をできるようになったメリットは、肺静脈の中のどこから期外収縮が出ていても、複数から出ていても、あるいは期外収縮が出ていなくても心房ペーシング中に二つの電位が一つになる場所を探せば、そこを治療できるようになったことです。

三田村　解剖学的にブロックラインを引いたということですね。

高月　解剖学的にと同時にもちろん電位情報も見て、肺静脈を電気的に隔離します（図53）。

三田村　解剖学的にやる場合もやはり二つの電位が重なる電気的結合部、伝導の穴を見つけるのですか。

高月　当初の方法はLASSO®カテーテルの電極を肺静脈の内側の円周にピタッとはめ込んで、肺静脈の電気が一番早く記録できる場所を探すという方法をとっていました。そこが心房と肺静脈との電気的な結合部なのです。

三田村　どちら側からペーシングするのですか。

高月　ほとんどは心房側からです。

三田村　それは肺静脈側からペーシングしても同じ場所なのでしょうか。

高月　基本的には同じ場所だと思いますが、1カ所ではなく複数あるのが普通なので、電気刺激をする場所によってここから刺激したらここが速い、ここから刺激するとここが速いというように変わるということはあります。

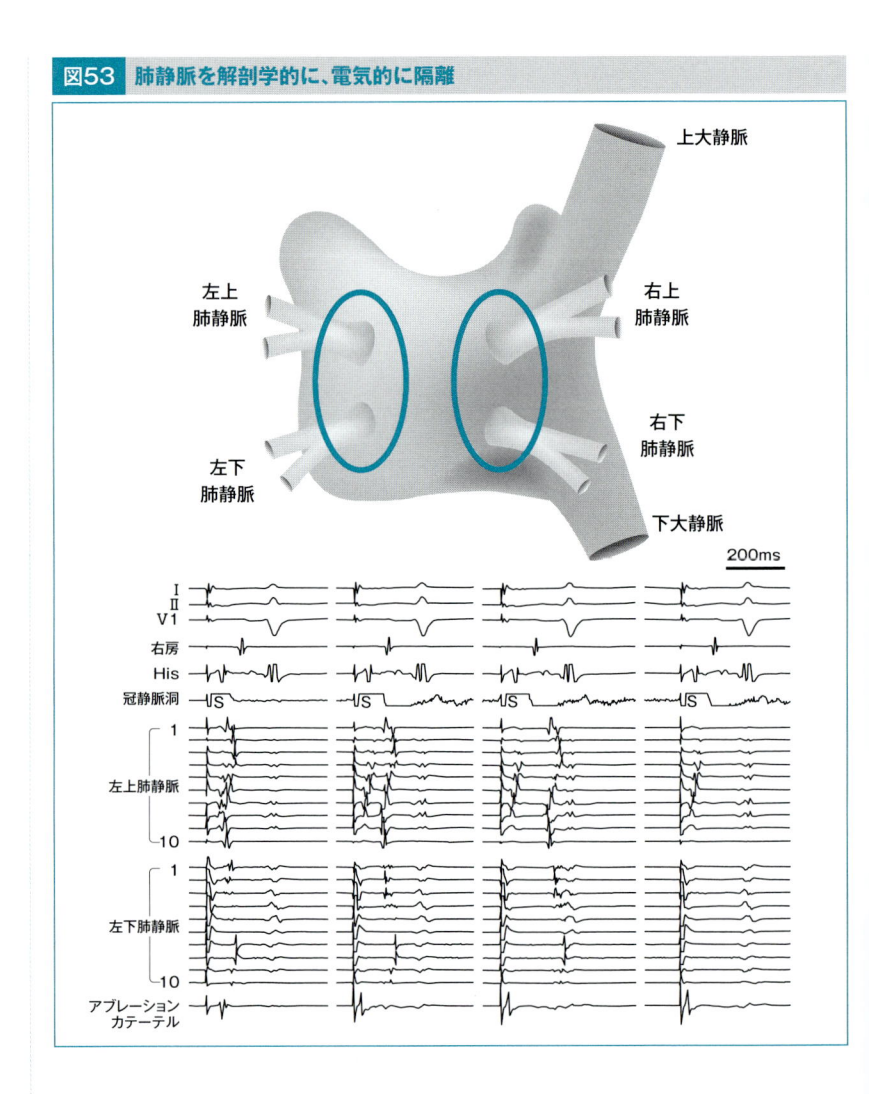

図53 肺静脈を解剖学的に、電気的に隔離

三田村　どちらにしても、自発的に出る期外収縮に依存しないで隔離ができるわけですね。

高月　この方法によって期外収縮がある症例以外にも適応が広がって、なおかつ治療成績も上がりました。

どこまで焼くのか

三田村　これまでのお話は発作性心房細動が対象だったので、洞調律でアブレーションが施行されたと思いますが、その後持続性心房細動にも適応されるようになってきました。その辺りの流れも教えていただけますか。

高月　肺静脈を1本1本別々に治療する方法から、現在では2本同時に隔離するという方法が主流になっています。なぜそういう方法をとるようになったかというと、先ほども少し触れましたが肺静脈狭窄が大きな問題となったのです。そのため肺静脈の中ではなく外側、心房側で治療することによって肺静脈狭窄を避けようという流れになりました。心房側で治療すればそれだけ広い隔離ラインが必要となります。

それを可能にしたのは心臓の解剖情報と電気の流れを視覚化することができる三次元マッピングシステム（図54）の開発やカテーテル自体の進歩です。

イリゲーションとは灌流とか洗浄という意味ですが、イリゲーションカテーテル（図55）というものが開発されました。これは電極の先端部分にいくつかの穴が開いており、そこから約25℃の生理食塩水を灌流しながら通電することで、標的病変を冷却しながら焼灼することが可能になりました。それによって大きく隔離することが安定してできるようになったのですね。そういった流れの中で持続性心房細動にも効果が期待できる場合があると考えられるようになってきました。

図54　3次元マッピングシステム

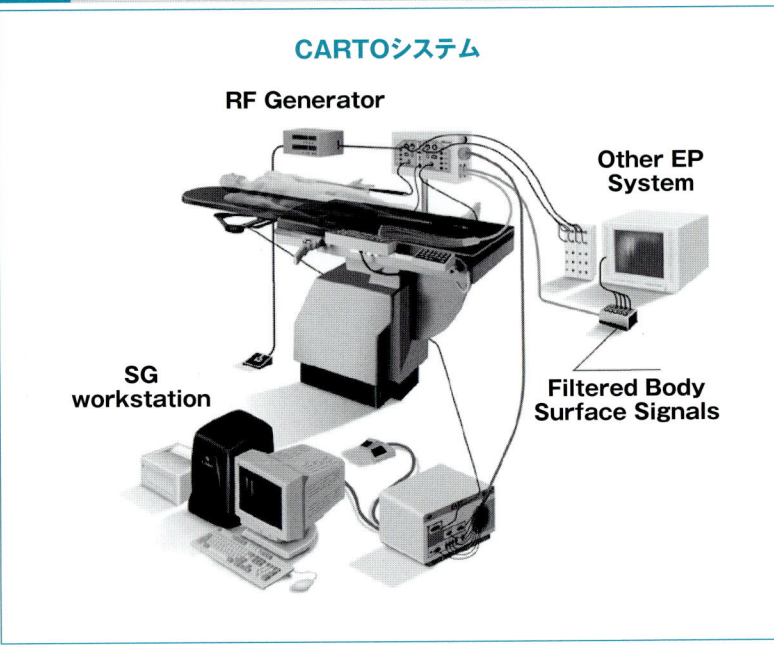

CARTOシステム

RF Generator

Other EP System

SG workstation

Filtered Body Surface Signals

CARTO システム　ジョンソン・エンド・ジョンソン株式会社 提供

図55　イリゲーションカテーテル

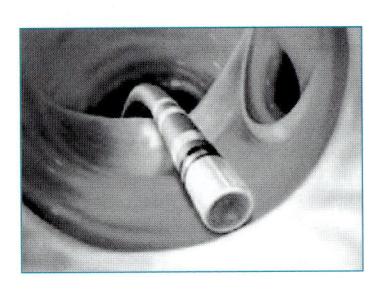

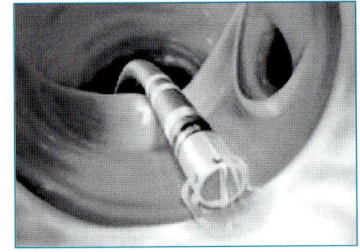

電極の先端部分の穴から生理食塩水を灌流（右）

NAVISTAR® THERMOCOOL® ジョンソン・エンド・ジョンソン株式会社 提供

三田村	初めは肺静脈と心房の接合部を1本1本焼くという方法だったのが、最近ではさらに広い範囲、つまり肺静脈2本を一緒に焼くというような方法になっているということですね。
高月	最初は肺静脈の解剖がなかなか理解しづらいこともありましたし、LASSO®カテーテルを使って通電しても肺静脈の奥で通電してしまうことが多く、肺静脈狭窄に関して恐れを抱きながら治療をしていた時期がありました。そのため手前の心房側でという流れになり、その次には上が隔離されなくてもそのまま下に行くという方法をとるようになりました。
三田村	間を焼かないで、ということですね。
高月	そうです。さらに今度は上下の肺静脈を同時にやるようになった。現在は2本のLASSO®カテーテルを用いて左右で上下を同時に治療する方法をとる施設が多くなりました（広範囲同側肺静脈同時隔離 図56a）。
三田村	最近ではルーフラインやカフェの焼灼というようなこともいわれているようですが……。
高月	心房細動のアブレーション治療をしていく上で、各施設によっていろいろ研究し独自の方法を発表しています。例えば肺静脈の隔離に加えて左心房の天井（ルーフ）辺り、両方の上肺静脈をつなぐようなラインを引く（図56b）と成績が10％上がった、あるいは肺静脈だけではなくて上大静脈も一緒に隔離する（図56c）と成績が良かった、などさまざまな報告があります。アメリカのNademaneeが肺静脈隔離を行わず心房内のcomplex fractionated atrial electrogram（CFAE、カフェと呼ぶことが多い。図57）を標的として心筋焼灼を行い、他の方法と同様の成功率を報告しています。しかし現状心房細動のアブレーション治療は、基本的にはまず肺静脈隔離を行う方法が確立されているといえます。

図56 心房細動アブレーションのさまざまな方法

Heart Rhythm 2007; 4: 816

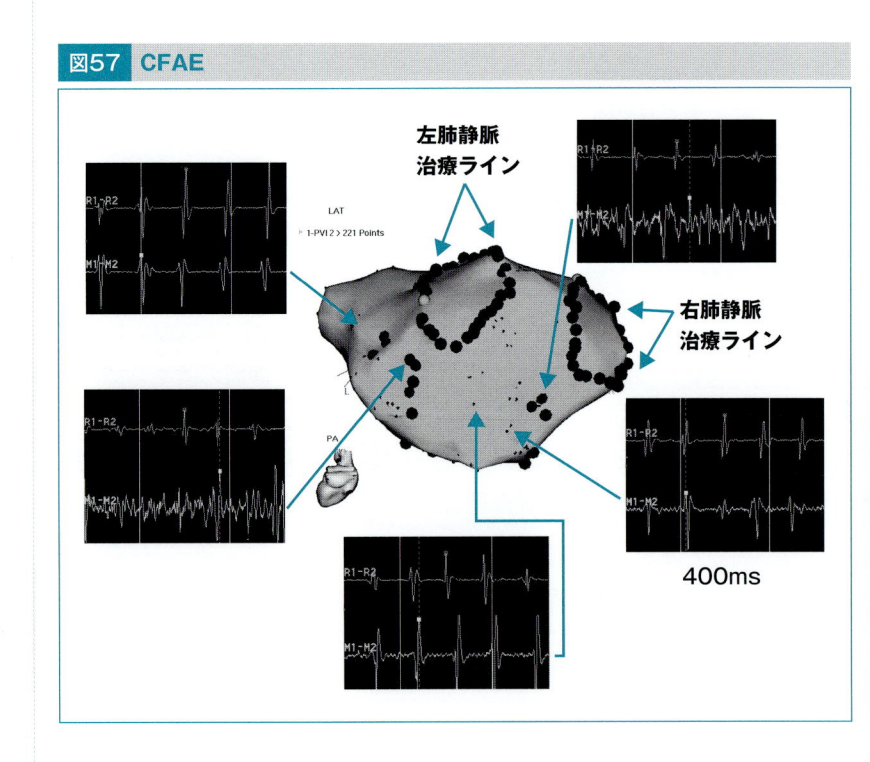

図57 CFAE

400ms

どの程度治るのか

三田村　では実際アブレーション治療でどの程度治るのか、教えていただけますか。

高月　慶應病院での治療成績では、発作性心房細動の場合1回の治療で約80%が治ります。1回で治らない場合には、3カ月くらい間を空けて2回目のアブレーションを行いますが、それによって90～95%の方の心房細動が治ります（図58）。

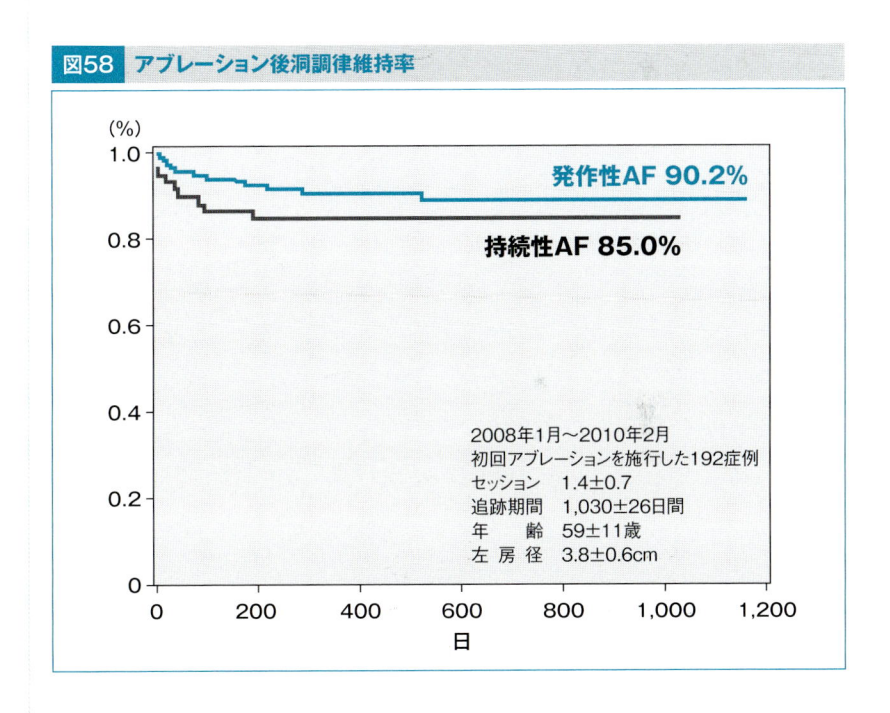

図58　アブレーション後洞調律維持率

発作性AF 90.2%
持続性AF 85.0%

2008年1月～2010年2月
初回アブレーションを施行した192症例
セッション　1.4±0.7
追跡期間　1,030±26日間
年　齢　59±11歳
左房径　3.8±0.6cm

三田村　「治る」という言葉は何を基準にしているのですか。

高月　「治る」というのは心房細動が出なくなるということですが、心房細動というのは症状を感じる人もいれば全く感じない人もいますので、治療後のフォローをどういう方法で行ったかによって成績は全く変わってきます。つまり来院時

に心電図をとって「心房細動は出ていませんね」「症状はありますか？」「ありません」と。それだけでこの人は大丈夫と判断する方法もありますが、より客観的に1〜2カ月に1度、定期的にホルター心電図をとる。7日間くらい連続してホルター心電図をとる。さらに確実なのは携帯型の心電計を持たせて1日2回程度、症状があってもなくても伝送してもらう、というところもあります。慶應病院では患者さんにPHSが内蔵された携帯型心電計を持っていただき、動悸出現時などはすぐに送信してもらうという方法で術後のフォローをしています。

Blanking periodとは？

三田村 術後どのくらいの期間心房細動がないことを確認して、治ったと判断するのですか。

高月 6カ月です。アブレーション後3カ月以内は40％くらいの人に一時的に心房細動が起こることがあります

三田村 それは再発とは呼ばないのですか？

高月 一時的な再発ではありますが、3カ月を過ぎるとその半数くらいが出なくなりますので、最初は出ていても3カ月たったら出なくなったということであれば治癒したと考えられます。それで最初の3カ月はカウントしない、目をつむるという意味でblanking periodと呼びます（図59）。

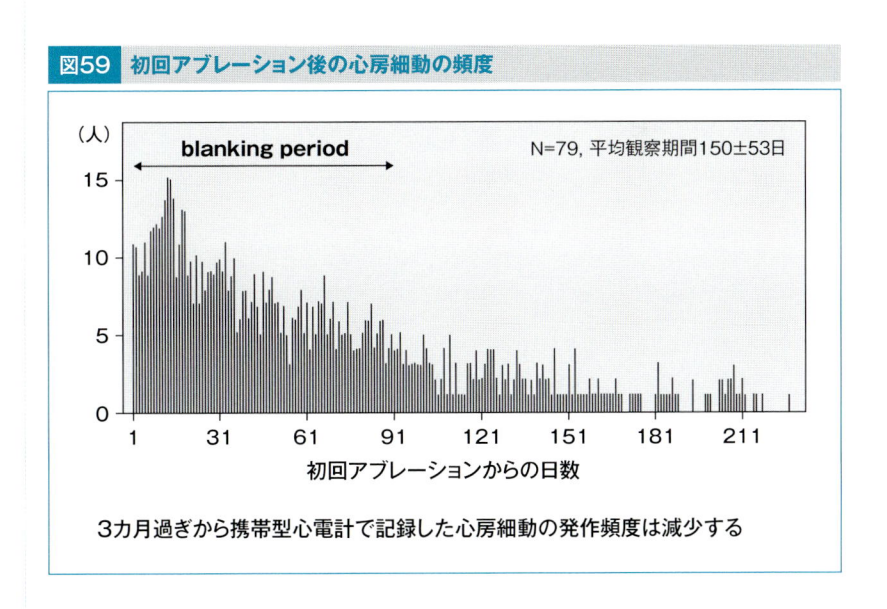

図59　初回アブレーション後の心房細動の頻度

3カ月過ぎから携帯型心電計で記録した心房細動の発作頻度は減少する

三田村　そうすると最初の3カ月は再発が多いけれど3カ月を過ぎると急に減る。それで最終的に治らなかったのが約20％ということですね。

高月　そういうことになります。

三田村　3カ月以内に一時的に再発する心房細動も肺静脈が起源なのですか。

高月　機序としては分かっていませんが、治療した部位が炎症や浮腫の影響で電気的に不安定でその近くから出ることもあると思いますし、あるいは肺静脈から出ている可能性もあるかも知れません。

再発について

三田村　より後に起こる再発というのは一体なぜ生じるのでしょう。

高月　発作性の場合、1回で治らない人は約20%と話しましたが、そういう人に2回目のアブレーションを行うと、やはり肺静脈のどこかが電気的に隔離されていないで二つの電位がくっつく穴が残っていることが多いですね。焼き切れていないか、やけどで一時的に伝導が途絶えたけれどまた伝導が復活した、といった可能性が考えられます。ただし肺静脈起源以外の心房細動も5〜10%あって、そういう場合はそちらも探さなくてはならないのでちょっとやっかいです。

三田村　肺静脈起源以外というのは1回目のセッションでは分からないのですか？あるいは最初から狙っていないということですか。

高月　頻回に期外収縮として出たり、短期間の心房細動が誘発されるなど、肺静脈以外から異所性興奮が起これば治療は行います。肺静脈隔離が終わった後で、電気刺激やβ刺激薬などを使って誘発を行いますが、誘発されないことも多いのです。

三田村　セッションを終了しようというときにエンドポイントというのは誘発までしてみるのですか。

高月　誘発までします。例えば180msecのバースト刺激で誘発し、心房細動が出た場合は発作性の人の場合は電気ショックをかけて止めます。ただその直後に自然に心房細動が出てくることがよくあるので、そうなれば再度その部分を治療しに行きます。

三田村　持続の長い心房細動のために、心房筋が電気的に不安定な状態になって（リモデリングして）いればまた不整脈が起こりやすいということもありますね。

| 高月 | はい。ですから、発作性でも持続性でもリモデリングが進んでいて左心房がある程度大きい症例というのは、隔離し終わったあとに激しくバースト刺激すると、多くの場合心房細動が出るといわれていますので、それ自体は長期予後とはあまり関係しないと思われます。

持続性心房細動の場合は、持続期間がどの程度あったかで成績が変わってきます。発作性以外をひっくるめて持続性と考えると、アブレーション後、半年以内に心房細動が出る人が60％、何も出ない人が40％です。その60％のうちの半分弱は半年以内で心房細動が出なくなるので、大体60％の人が1回のアブレーションで治ると考えられます。 |
|---|---|
| 三田村 | 2回目のアブレーションを実施する人は何割くらいですか。3カ月を過ぎても心房細動が出る場合は全例ですか？ |
| 高月 | 基本的には再発した人全員に勧めます。ただ、発作の回数が前よりも極端に少なくなった人や、出ても短時間で止まる、薬が確実に効くという場合は、患者さん自身が「このまま様子をみます」という人もいます。 |
| 三田村 | アブレーション後、抗不整脈薬は使用するのですか。 |
| 高月 | 発作性の場合、初めはオフドラッグで様子を見て、早期に1回再発したら薬を使って3カ月の時点で切ることが多いです。 |
| 三田村 | Blanking periodの3カ月使った時点で出ていなければ薬をやめてみる。それで残り3カ月を見るわけですね。先ほど6カ月が一つの目安だということでしたが、6カ月間に発作が出ていなければもう出ないと思ってよいのですか。 |
| 高月 | 必ずしもそうは言いきれませんね。年間数％くらいは再発のリスクがあるといわれています。 |

難しいケースや合併症

三田村　どういうケースは治りが良く、どういうケースは治りが悪い、再発しやすいというのはありますか。事前にそういうことが分かりますか？持続性の方がもちろん治りにくくて、再発も多いと思いますが。

高月　持続性の場合は心房細動の罹病期間、持続時間が問題になりますね。

三田村　何年以上続いていると厳しいというのはありますか。

高月　5年以上経過していると、成績はガクンと落ちます。3年くらいまでは何とかなるのではないかという感じがあります。3〜5年というのはグレーゾーンですね。

三田村　左房径についてはどうですか。

高月　発作性心房細動であれば、心房細動がなくなって洞調律に戻れば左房径はかなり縮んできますので5.5cmくらいまでならいけるのではないかと思います。

三田村　年齢はいかがですか。

高月　年齢は75歳未満が目安です。もちろん80歳近くでも症状がとても強いという人の場合は行うこともあります。ただし年齢が高いと心タンポナーデや脳梗塞など合併症のリスク率が高くなります。心タンポナーデは1〜1.4%、脳梗塞は0.2〜0.4%くらいといわれています。

三田村　アブレーションの最中は、抗凝固療法、ヘパリンは使いながらですか？

高月　使いながらです。

三田村 　それ以外はどんな合併症がありますか。

高月 　先述のように当初問題とされた肺静脈狭窄は、心房側を広範囲に焼灼することで大きな問題ではなくなっています。最近言われている問題点としては、左房後壁に接して食道が並走しているため、食道の近くで熱を加えたときに食道潰瘍を起こしたり、左房食道瘻ができて食道から左房に空気が入ることで脳梗塞を起こす空気塞栓という重大な合併症も報告されています。また食道前面にある迷走神経の胃枝を傷害した場合、胃蠕動障害を引き起こす可能性があります（図60）。

図60　心房細動アブレーションにおける合併症（Worldwide survey 2010年）

N=16,309

合併症の種類	例数	率
死亡	25	0.15%
タンポナーデ	213	1.31%
気胸	15	0.09%
血胸	4	0.02%
敗血症、膿瘍、心内膜炎	2	0.01%
横隔膜麻痺	28	0.17%
穿刺部仮性動脈瘤	152	0.93%
動静脈瘻	88	0.54%
弁損傷 / 要手術	11/7	0.07%
左房食道瘻	6	0.04%
脳梗塞	37	0.23%
一過性脳虚血発作	115	0.71%
治療の必要な肺静脈狭窄	48	0.29%
計	741	4.54%

Cappato R, et al. Circ Arrhythm Electrophysiol 2010; 3: 32

三田村　それは注意して、あるいは熟練した人がやれば避けることはできるのですか？

高月　100%避けるのはなかなか難しいのですが、術前に食道の位置を造影で確認する、あるいは温度センサーを飲んでもらって食道周囲での温度設定をする。具体的には38℃になったらやめるという感じですね。あるいは通電時間を食道の周囲に関しては短くするなどといった配慮で、ある程度は避けることができるのではないかと思います。

抗凝固薬は不要になるのか

三田村　アブレーションによって発作がなくなって抗不整脈薬を飲まなくていい。さらに長期的にはワルファリン等の抗凝固薬も飲まなくていいとなるのが、患者にとって一番ハッピーだろうと思うのですが、それは可能なのですか？

高月　心房細動で脳梗塞を起こすリスクを換算するCHADS$_2$スコア2点以上の人は、アブレーション後も抗凝固薬を続けます。ただ、現在アブレーション治療を受けられている多くの患者さんは0点か1点です。今まで診ている中では心房細動のアブレーションを受ける患者さんは分布としては1点が一番多いと思います。

三田村　CHADS$_2$スコアが2点未満の人は抗凝固薬をいつやめるのですか。

高月　3ヵ月間再発がなければ、その時点でやめることが多いですね。

三田村　逆にいうとCHADS$_2$の2点以上の人は、最初から「あなたはワルファリンは切れないです」ということを伝えるのですか。

高月　切れない可能性が高いと伝えます。

同じCHADS$_2$スコア2点といっても、脳梗塞の既往がある、あるいは高血圧、糖尿病、75歳以上等いろいろなパターンがあるので、将来的には層別化される可能性があります。抗凝固薬には出血性のリスクがありますので、今後データが出てくればハイリスク以外にはやめられる可能性も出てくると思います。

どういう患者の、どのタイプのAFが適応か、どんな場合は不向きか

三田村　今、脳梗塞の話が出ましたが、脳梗塞の既往歴のある心房細動患者さんは、アブレーションをした方が良いのか、あるいはするのは危険なのか、その辺りはいかがですか。

高月　脳梗塞の既往のある人は左心房機能が悪くなっていて、左心耳の血流も悪い場合が多いのですね。ですから治療中に血栓ができやすい。あるいは治療後、洞調律に戻った後も左房機能が戻ってきませんので、抗凝固療法を行わないと治療後1カ月以内に脳梗塞を起こす例が多く見られます。しかしそういった方でも心房細動がなくなれば理論的には脳梗塞のリスクは減ると考えられますので、十分注意した上で実際には行われています。

三田村　最後に、高月先生の場合、具体的にどういう患者さんに積極的にアブレーションを勧めますか。心房細動といえば全例なのか、それともこういう患者さんにはぜひアブレーションをと勧めるのか、その辺りを伺えますか。

高月　やはり発作性で、症状が強くて、薬が効かないというのが、アブレーション治療が向く心房細動のタイプですね。それから初回発作の場合はアブレーションの対象にはなりません。

三田村　薬が効かないというのは、薬は1種類でいいですか。

高月　1種類でいいと思います。1種類で効かない場合は2種類飲んでもあまり効かないといわれています（図61）。

三田村　要するに薬物抵抗性、有症候性、それから再発性ですね。発作性、持続性は問いませんか。

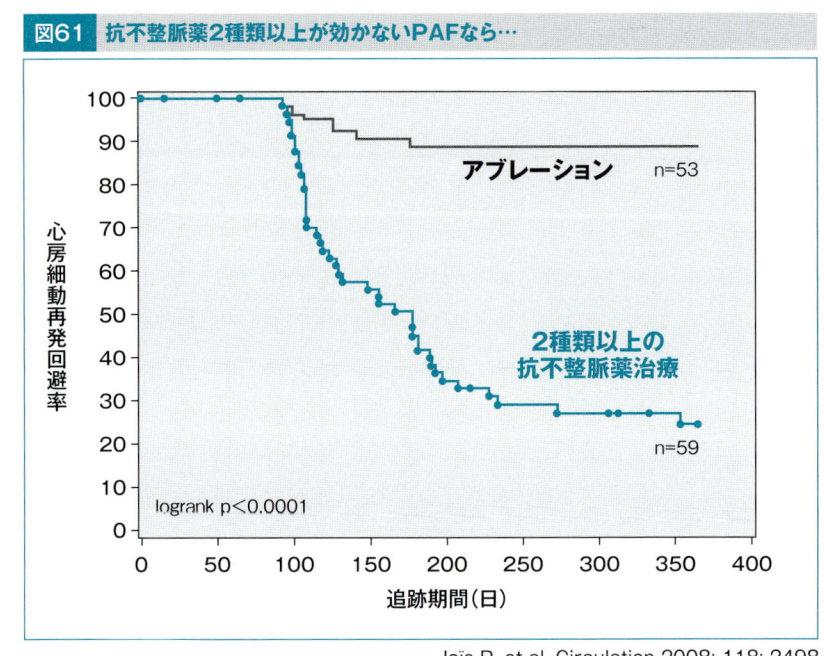

図61 抗不整脈薬2種類以上が効かないPAFなら…

縦軸：心房細動再発回避率
横軸：追跡期間(日)

アブレーション　n=53
2種類以上の抗不整脈薬治療　n=59
logrank p＜0.0001

Jaïs P, et al. Circulation 2008; 118: 2498

高月　症状が強ければ持続性でも対象になりますが、持続性の方の多くは症状を感じなくなるので適応は少ないと思います。ただなかなか難しい点もあって、例えば無症状で健康診断で心房細動が見つかった人がいたとして、40歳、50歳代だとしたら放っておいてよいのかという問題があります。その人が5年後に高血圧になった、糖尿病になった、ワルファリンが必要になったとして、そこから治療をしたいと本人が思っても、5年たってしまうと治りにくい心房細動になっています。そういった点も含めて患者さんに話をして判断することになります(図62)。

三田村　わかりました。いずれにしてもアブレーションというのはやはり経験が豊富で技術レベルの高い先生にやってもらうことも大事ですね。高月先生、ありがとうございました。

図62 AFに対するカテーテルアブレーションの適応となる条件

- **重症例を除く**
  除外：高度の左房拡大、高度の左室機能低下、重症の肺疾患

- **薬剤抵抗性**

- **有症候性**

- **発作性**

- **年間50例以上のAFアブレーション実施施設**

第6章

症例4

器質的心疾患に心房細動が合併して心不全に

症例4　73歳 女性　高血圧

図63 症例4　73歳 女性 高血圧：昨夜から胸が苦しい

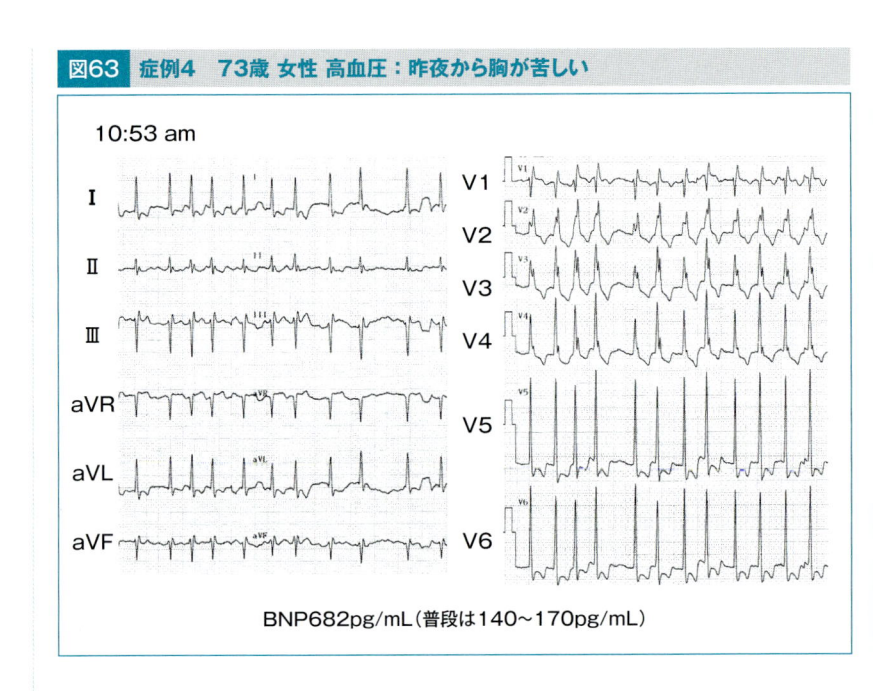

10:53 am

Ⅰ　Ⅱ　Ⅲ　aVR　aVL　aVF　V1　V2　V3　V4　V5　V6

BNP682pg/mL（普段は140〜170pg/mL）

三田村　では、最後の症例です。心不全は心房細動の誘因としては非常に重要です。オッズ比を見ると心不全のない人に比べると心不全のある人は5倍くらい心房細動を起こしやすい。心不全のNYHAが高ければ高いほど心房細動の合併率は高いということが分かっています。
　　　　さて、73歳の高血圧のある女性が昨夜から胸が苦しいといって外来を受診しました。この心電図（図63）はどう読みますか。

酒井　AFで、左軸偏位があって、脚ブロックがある。

三田村　STの評価としてはストレイン型ST変化なので、LVH（左室肥大）ですね。もとの病気は何だと思いますか。

152

横田　多分血圧がかなり高い。

三田村　そうですね。このケースは高血圧があり、それで左室肥大がきています。これだけでも器質的心疾患ととらえるべきです。昨夜から胸が苦しい原因としては、虚血性のイベントが起こったのかも知れないし、頻脈で心不全を起こしたのかも知れない。虚血に関してはSTのストレインパターンがあるから分かりませんが、心不全に関してはこの心電図で分かりますか？

平田　呼吸に伴う基線の変動も結構あるので、頻呼吸になっている。

三田村　頻呼吸になっている。鋭いですね。この基線の変化は何に基づいているかというと、呼吸数ですよね。つまりやや頻呼吸になっているから、少し胸が苦しいというのは心不全を起こしている可能性があるということですね。それは鋭い読みだと思う。心不全がうっ血を起こしているかどうかに関してはどうですか？

平田　胸水や浮腫があるとローボルテージ（low voltage）になりますが、特にローボルテージではないと思います。

三田村　ということは、まだ胸水がたまっているほどではないというところまでは分かるということですね。それもいい読みですね。
　これはLVHのある症例です。心房細動が起こるとLVHのない人と比べてある人は心不全を起こしやすい。それはなぜだと思いますか？

横田　心肥大があるということは拡張機能の障害があるので、頻脈になることで左室の流入時間が短くなって、EDP（拡張末期圧）や左房圧が上がりやすくなる。

三田村　そうですね。この方は高血圧のためにLVHがあります。LVHがあると左室の筋肉が厚くやや硬くなってきます。そうすると左房から左室への流入が障害されやすいわけです。脈が遅いときは左室の拡張期時間も長いので左房から左室

へ血液が十分入りますが、頻脈になると左房から左室へ入りにくくなる。頻脈になると拡張期時間が短くなるから必要な血液が心房から心室に移行できなくなる。さらに心房細動で心房の収縮がなくなると、余計に入りにくくなる。そうするとlow outputになってしまって心不全になりやすくなるわけです。

ではマネジメントはどうしますか。

酒井　レートコントロールです。

三田村　間違いではありませんが、順番としてはイマイチです。73歳で高血圧で心不全になりかかっているということは、最初に抗凝固療法を考えないといけない。この人はCHADS$_2$スコアでいうと高血圧と心不全の2つだから2点です。CHA$_2$DS$_2$-VAScスコアだと73歳なのでもう1点、それから女性ということで1点増えて4点になるので、いずれにしても抗凝固療法、それも「今、でしょう」。まずヘパリンからスタート。あるいは新規抗凝固薬でもよいかも知れません。2番目にレートコントロールですね。レートコントロールはどういうふうにしますか？

酒井　心機能があまり良くないということでまずジギタリスを使います。

三田村　心機能というのは、収縮期の心機能と拡張期の心機能がありますが、この例はどちらですか。

酒井　拡張期です。

三田村　そう、拡張不全です。第2章の症例1でも述べましたが、β遮断薬やCa拮抗薬は収縮能を落とすため、収縮能が悪い場合はジギタリスを使います。でも拡張能だけの問題であればレートを落とせばいいので、必ずしもジギタリスでなくてもいい。心不全を起こしかかっているということは交感神経を賦活するから、逆にジギタリスは効きにくいということもあります。でもジギタリスを

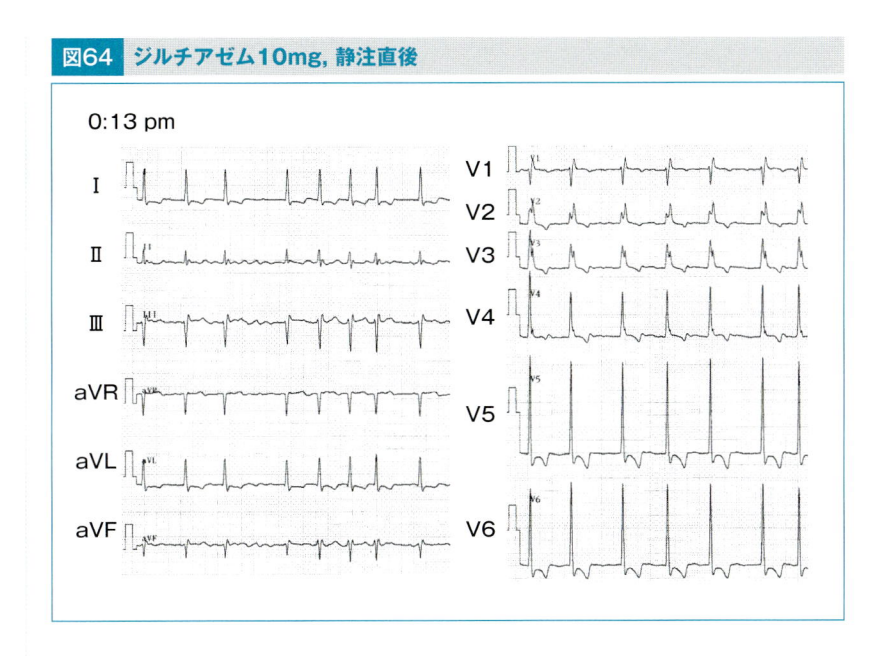

図64 ジルチアゼム10mg, 静注直後

0:13 pm

使うことは決して間違いではありませんよ。

このケースでは、当直医がジルチアゼム(ヘルベッサー®)10mgを静注したらレートコントロールはついた(図64)。

次には何をしますか？この時点ではまだ24時間たっていないですよね。問題は高血圧のLVHで初めてのAFというケースに対して、レートコントロールでAFのままにするか、洞調律に戻すか。横田先生、どうしますか？

横田　診療所では除細動はしないという気はしますが、救急外来で循環器の先生が一緒であれば電気的除細動を考慮してもいいのかなと思います。

三田村　そうですね。電気的除細動をする、ということですね。レートが下がってもこのようなケースは全く無症状になるわけではありませんし、今回の発作が初めてであれば早めに除細動という選択は悪くないと思います。その際に

器質的心疾患のある人は、電気ショックで戻してもまた繰り返す場合が多いという問題はあります。このケースでは次にピルシカイニドが静注されました（図65）。これについてはどう思いますか？

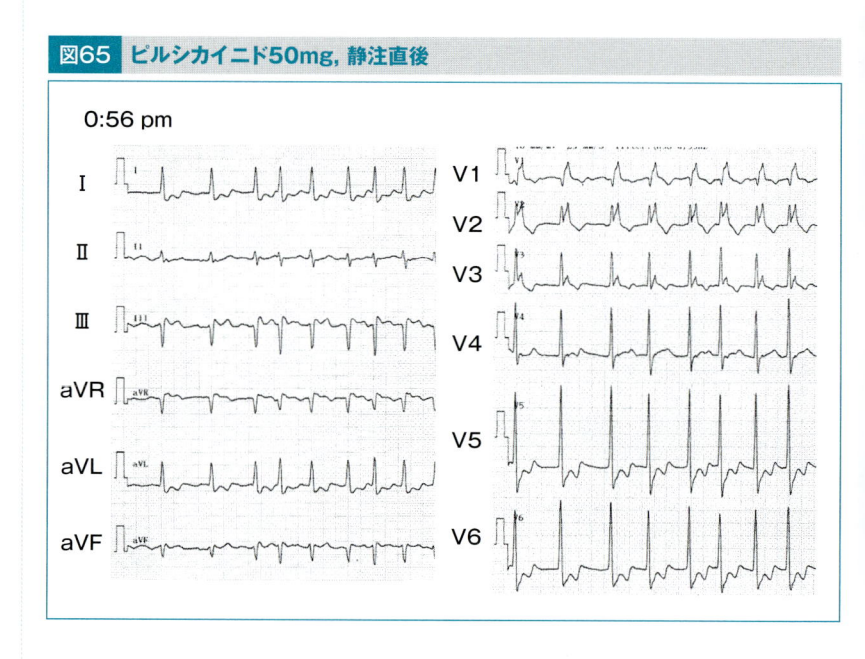

図65　ピルシカイニド50mg, 静注直後

0:56 pm

平田　LVHがあるので器質的な心疾患があると考えると、あまりよくないですね。

三田村　このケースにIc群薬を使うのは本当はよくないですね。Ic群の抗不整脈薬は虚血心、不全心、肥大心には極力避けるべきです。でも研修医が使ってしまってその結果、図66のような規則正しい頻脈になりました。

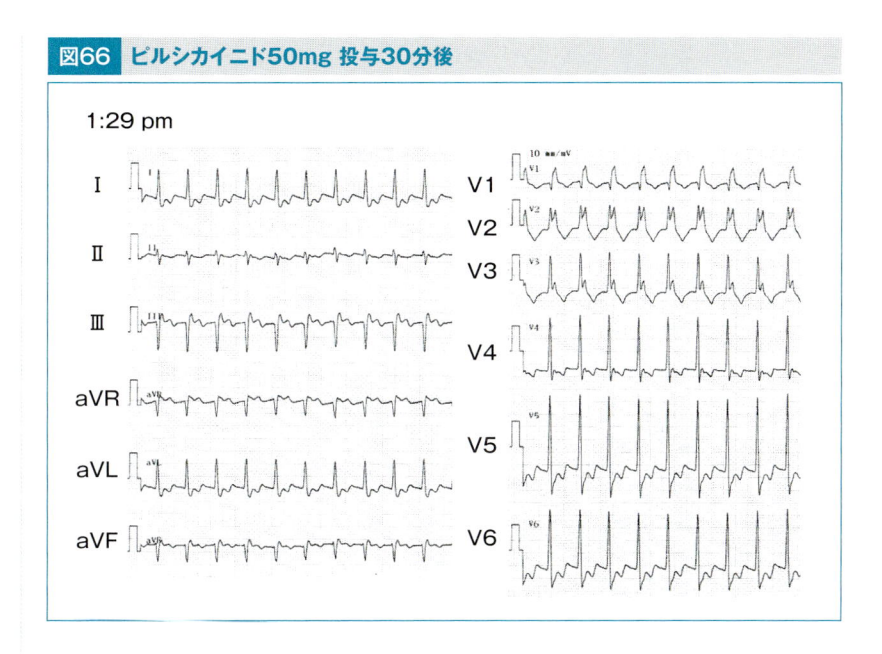

図66 ピルシカイニド50mg 投与30分後

1:29 pm

これは何か分かりますか。
これはレートは遅いですがフラッター(心房粗動)の2：1伝導です。

なぜそう断言できるかというと、ATP製剤のアデノシン(アデホス®)を使ったのですね。その結果フラッター波がはっきりと見えるようになった(図67)。

そのあとで電気ショックをかけて洞調律に戻したというケースです(図68)。でもやはりPACが出ています(図68)。先ほどもいいましたが電気ショックをかけるとすぐに洞調律に戻るけれど、数秒後にまた元に戻るということがある(図69)。電気ショックの限界点というのはそこにあります。

図67 アデノシン10mg, 静注

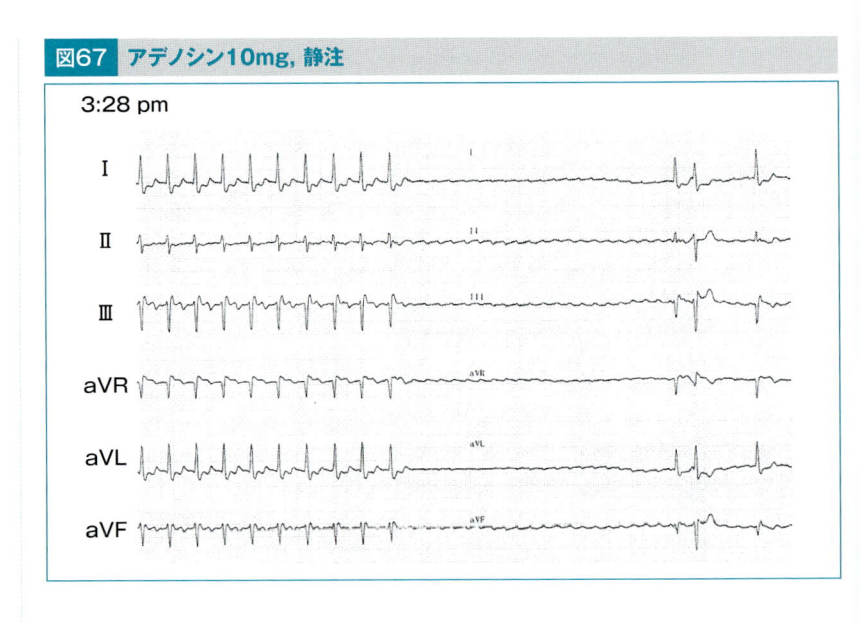

3:28 pm

図68 同期下電気ショックの効果

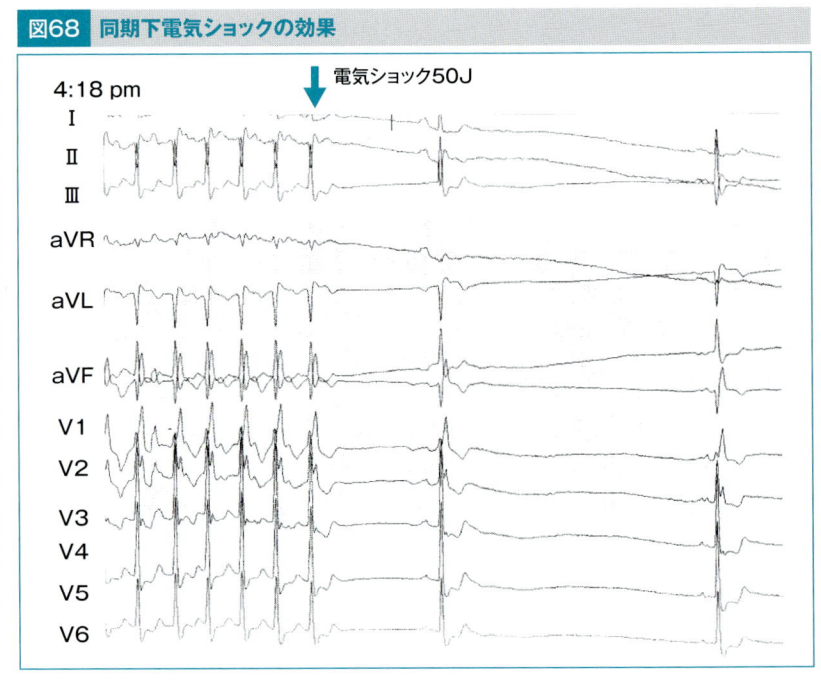

4:18 pm　　　　　↓ 電気ショック50J

図69 電気ショック3分後

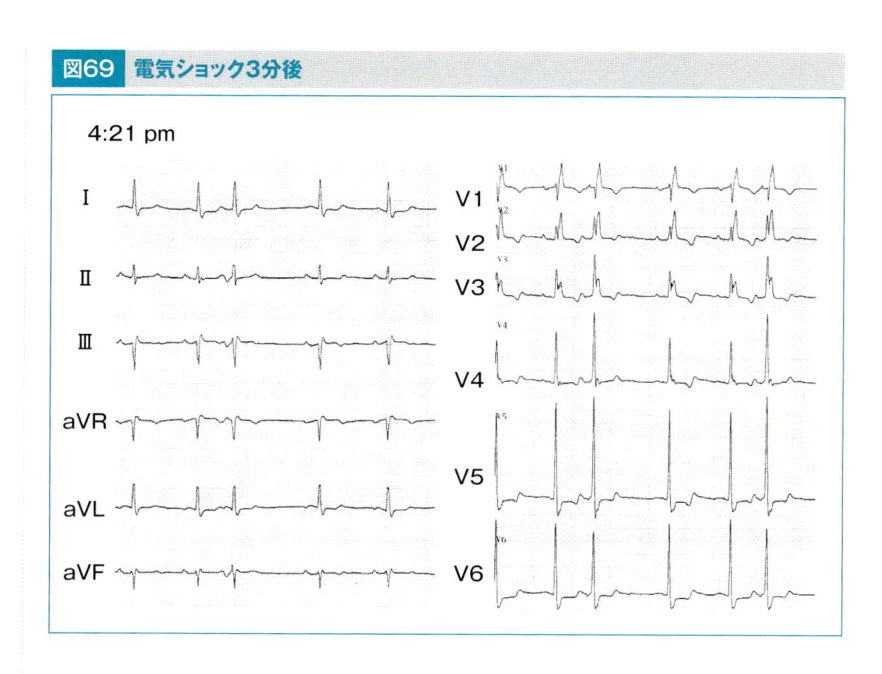

4:21 pm

横田	少なくとも専門医の立ち合いがなければ、私は電気ショックをかけようという気にはならないと思います。
三田村	そうすると、レートコントロールでいきますか？
横田	レートコントロールでいくしかないと思います。
三田村	その選択は間違いではないと思います。心房細動は良性不整脈で、突然死があるのはWPW症候群やBrugada症候群がある例と話しましたが、器質的心疾患や心不全例ではIa群、あるいはIc群の抗不整脈薬を使った場合にも催不整脈作用によって突然死を起こす可能性があります。血栓を予防して、症状さえうまくコントロールできればその選択もあっていいと思います。

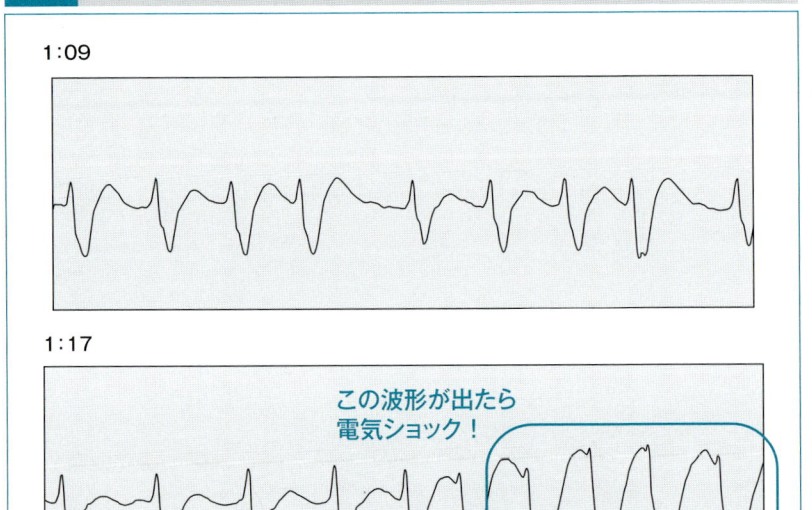

図70 肥大型心筋症＋発作性心房細動にI群薬投与

1:09

1:17

この波形が出たら
電気ショック！

　この心電図（図70）は別の症例で、肥大型心筋症があります。心房細動を止めようとして本来使うべきでないIc群薬を使ったケースです。心房細動中にだんだんQRSがワイドになってきて、いちばん下の右の方が正弦波、サインカーブ様のVTといいますが、心筋の中を電気がぐるぐる回ってしまう状態になっています。これは非常に危険なので電気ショックで止めるしかない。
　Ic群薬の伝導低下作用でリエントリー性頻脈が起こっているわけで、そこで治療のためといってさらにI群薬を加えて伝導を遅くしてもっと悪化させるようなことはいけません。

心不全に伴う心房細動例で洞調律を維持したい場合には、アミオダロンが唯一使える薬です。止めるというよりは再発予防という意味で使うものです。ただし肺合併症や甲状腺機能障害に注意が必要です。維持量としては1日100mgないし200mgです。

一般的な考え方として、心不全のある心房細動ではまずは何をおいても抗凝固療法を行います。その上で血行動態が不安定であれば電気ショック、安定していればレートコントロールを選択します。レートコントロールに使う薬剤は収縮障害のときはジギタリス、拡張障害のときは必ずしもジギタリスではなく、β遮断薬やCa拮抗薬でもいい。その後洞調律維持を目的とするならアミオダロンを使います。可能な例では肺静脈アブレーションを行うこともあります。

心不全例での心房細動というのは結構多くて、しかも厄介なので管理が難しいですが、抗凝固療法とレートコントロールで比較的うまく切り抜けられる場合が多いということはいえます。それ以上は専門病院でやってもらうということになりますね。特殊な治療法として房室結節をアブレーションして房室ブロックを人工的に作り、あとはペースメーカーでリズムコントロールする、というオプションもあります。心不全例ではその際に右室ペーシングではなく、両心室にペーシング電極を入れて心臓再同期療法を行います（図71）。

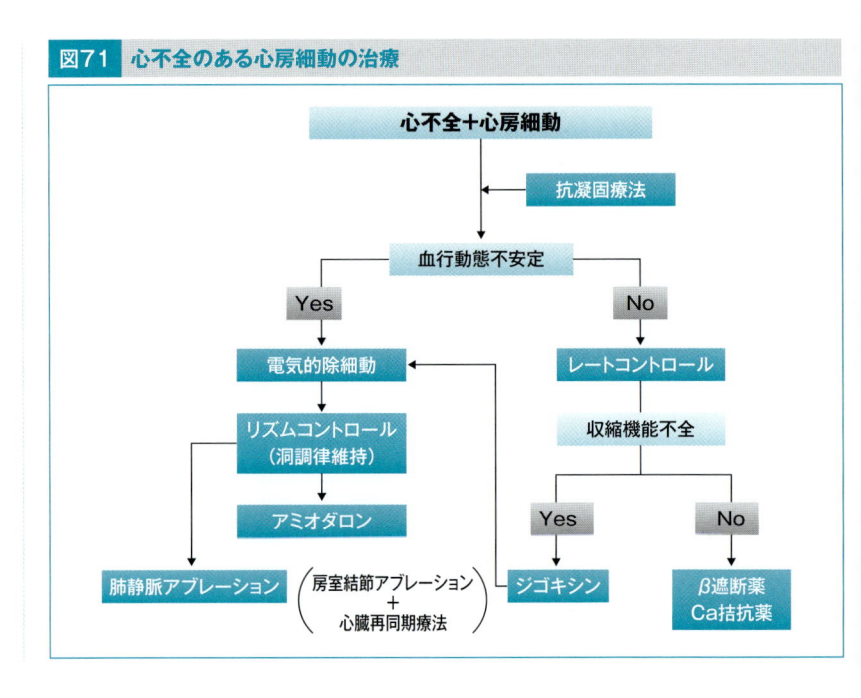

図71　心不全のある心房細動の治療

```
        心不全＋心房細動
              │
              │←── 抗凝固療法
              ↓
         血行動態不安定
         ┌────┴────┐
        Yes        No
         ↓          ↓
      電気的除細動   レートコントロール
         ↓              │
      リズムコントロール  収縮機能不全
      （洞調律維持）    ┌──┴──┐
         ↓            Yes    No
      アミオダロン      ↓      ↓
         ↓          ジゴキシン  β遮断薬
      肺静脈アブレーション        Ca拮抗薬
      （房室結節アブレーション
         ＋心臓再同期療法）
```

まとめ　心不全＋心房細動で意識すべきこと！

- 拡張障害例では心房収縮の消失で左室流入低下
- 拡張障害例では拡張期時間短縮で左室流入低下
- 収縮障害例では頻脈のためStarling効果が減弱
- 心不全による交感神経賦活化が頻脈を助長
- 頻脈が続くと心室収縮障害が増強
- 抗不整脈薬が心房/心室に催不整脈作用を惹起
- 頻脈が心房の線維化を促進
- 心房内の血栓形成を促進

高血圧がトラブルの原因

三田村　この症例は高血圧があって、それがさまざまなトラブルを生んだことを忘れてはなりません。そもそも高血圧は心房細動の基礎心疾患として最も注意すべきものです

　高血圧が続くと左室肥大を作り、それが心室筋の柔軟性（コンプライアンス）を低下させて左室への流入障害を引き起こします。その結果、左房圧が上昇し、その奥にある肺静脈を伸展するので、そこから期外収縮が発生し、心房細動につながると考えられています。

　一旦心房細動が起こると心筋の拡張能は低下し、容易に心不全を起こします。

　それだけではありません。高血圧だけでもCHADS$_2$スコアで1点が加算されますが、心不全を合併するとさらに1点、合計2点が加わることになり、脳梗塞のリスクも一層高くなります。

　その一方で、脳梗塞予防のために特にワルファリンを使っている場合には、高血圧があると脳出血のリスクも余計に高くなりますから、益々危険が増大して手に負えなくなります。

　高血圧の予防の中でもレニン-アンジオテンシン-アルドステロン系の抑制が心房細動の予防に有効との報告もあります。
　心房細動のマネジメントを考える上で、高血圧の予防、管理は最も基本となる重要なポイントといえます。

まとめ　心房細動の予防には……

まず、高血圧の予防、管理が基本！

Mini Lecture

抗不整脈薬の使い方のポイント

　大事なことは、抗不整脈薬による不整脈の抑制は、生命予後を改善するため、というよりは症状を改善するためのものだ、ということです。ですから、それが達成できれば不整脈そのものが治らなくてもよい、つまり抗不整脈薬として完璧でなくても構わない、という考え方が成り立ちます。

　たとえ抗不整脈薬が効いても、安易に洞調律にした結果、脳塞栓が発症したり、薬の副作用で致死性不整脈が誘発されたのでは本末転倒といえます。

　抗不整脈薬の選び方の基本には二つのポイントがあります。一つは「時間を意識すること」です。時間というのは心房細動の持続時間のことですが、これには48時間、7日間という二つの区切りがあります。

　48時間というのにも二つの意味があり、一つは急性に発生した心房細動の半分は48時間以内に自然停止する、というものです。

　もう一つはこの48時間を過ぎるとすでに左房内血栓が形成されている可能性が高まるので、安易な除細動は塞栓症を招く危険につながる、というものです。この時間を過ぎてしまったら、十分な量の抗凝固療法を3週間以上行うか、経食道心エコーで血栓のないことを確認してからでないと、除細動してはいけません。

　一方、7日間というのは、それを過ぎると心房の電気的リモデリングの影響で、ピルシカイニド、フレカイニド、シベンゾリン、プロパフェノン、ジソピラミドなどのⅠ群薬による停止効果が極端に低くなるので、7日間を過ぎてしまったら除細動をあきらめるか、どうしても除細動するのであれば電気ショックか、あるいはベプリジルのような特殊な薬剤を利用する必要がある、ということです。

　ポイントの二つめは「肥大心、不全心、虚血心など器質的心疾患の有無を意識すること」です。これらを有する例では心房細動の持続時間の長さと関係なく、上述したⅠ群薬の効果が減弱するだけでなく、致死的心室性不整脈を惹起する危険が高くなります。

ですから、このような器質的心疾患例ではⅠ群薬（特にⅠa群薬、Ⅰc群薬）を使うことは原則禁忌と考えて下さい。
　したがってここでも選択肢となるのは除細動をあきらめるか、もし除細動するのであれば電気ショックを利用し、また再発を予防するにはアミオダロンのような特殊な薬剤を活用する必要がある、ということになります。

まとめ

クルズスを終えるに
あたって

クルズスを1枚にまとめると

　心房細動は高齢になればなるほど増える不整脈で、高齢者を診る医師は皆、この不整脈のプライマリケアを習得している必要があります。この不整脈は動悸、息切れを起こしますが、無症状の人も少なくありません。一番怖いのは脳梗塞を毎年5％前後の人に起こすことで、それが生命予後を左右します。ですので、「心房細動を見たら脳梗塞を心配しろ」、というのが診療の基本となります。

　同じ心房細動でも脳梗塞になりやすい人となりにくい人がいます。それは心房細動が発作性か持続性かとは関係なく、心不全、高血圧、年齢、糖尿病、脳卒中/TIAの既往などの有無によって決まります。何のリスクもない人や出血の危険の高い人を除けば原則として抗凝固療法が勧められます。

　抗凝固療法としては、従来からワルファリンが頻用されてきましたが、最近では凝固因子を特異的にブロックする新規抗凝固薬が好まれています。それらはワルファリンと同等かそれ以上の脳梗塞予防効果を示す一方、脳出血ははるかに少ない利点があります。またワルファリンよりも即効性がある点も有利と言えますが、年齢、体重、腎機能などへの配慮や、抗血小板薬併用の危険性に注意が必要です。

　心房細動はたまにしか起こらないもの、自然停止するがしばしば再発を繰り返すもの、自然には止まらないものなど様々で、しかもその一つのタイプに留まらずに、徐々に進行していくのが一般的です。

　一般に心房細動の持続が短いものほど心房筋のリモデリングが少なく、抗不整脈薬による停止が容易で、またアブレーション治療の成功率も高いといわれます。持続が長い場合にはレートコントロールが安全です。

　抗不整脈薬の選択は心房細動の持続時間と基質的心疾患（とくに心不全、心肥大、虚血）の有無によって決められます。抗不整脈薬には致死性催不整脈作用もあり、器質的心疾患があるとそのリスクが高まるので、それを避けるための知識と理解が重要です。

　不整脈だけでなく、血圧の管理も忘れてはなりません。心房細動にまつわるさまざまな病態をトータルにマネジメントしていく。そんな診療を心がけてください。

メッセージ

　いかがでしょうか？
複雑な心房細動を易しく理解できたでしょうか。
易しそうでも実は深い、ということも分かっていただけたでしょうか。
その深みにはまると少しずつ自信がつき、面白いと思えるようになってくるものです。
　もちろん紙面だけのクルズスでは物足りない部分もあるかと想像します。でもそう思ってさらに自分で深く調べてみたい、と思っていただければクルズスの成果はあったといえます。
　もっともっと心房細動を極めて、心房細動患者に喜ばれる医療をマスターしてください。

　お疲れさまでした。

索引

あ

アクチン…80
アゴニスト放出…73
アスピリン…47, 54, 82, 93
アデノシン(アデホス®)…70, 157, 158
アテローム血栓症…72
アピキサバン(エリキュース®)…51-56, 59-62, 89
アミオダロン…28, 61, 161
アラキドン酸カスケード…67
アルギニン…77
異所性興奮…141
一過性脳虚血発作(TIA)…26, 144
一酸化窒素(NO)…42, 76, 77
一酸化窒素合成酵素(NOS)…76
遺伝子多型…49, 50, 52
イリゲーションカテーテル…133, 134
陰性変力作用…38
右軸偏位…21, 22
右心負荷…21
永続性心房細動…24, 25
易血栓性…79
エドキサバン(リクシアナ®)…51, 52, 59, 60, 89
オープニングスナップ(僧帽弁開放音)…22
オンデマンド型…68

か

外因系…66
拡張不全…38, 154
拡張期ランブル…22
過剰反応型…82
カスケード型…82, 83, 88

活性化血小板…67-71, 84, 87, 88
活性化マクロファージ泡沫細胞…79
活性化部分トロンボプラスチン時間…35, 89
活動電位…15, 17, 28, 37
カテーテルアブレーション…103, 104, 106, 146
カリクレイン-キニン系…85
カルベジロール(アーチスト®)…38
肝酵素活性…50
期外収縮…15, 16, 26, 123, 124, 126, 127, 128, 131, 132, 141, 163
機械的リモデリング…17, 18, 28
器質的心疾患…57, 58, 62, 102, 104, 105, 108, 110, 111, 115, 153, 156, 159, 164, 165, 168
凝固因子の半減期…50
凝固活性化…72
凝固カスケード…51, 84, 85, 88
凝固線溶検査…90, 91
キニン…85
グアニレートシクラーゼ…77
グリア細胞…70
経食道心エコー…43, 78, 91, 110, 164
血液凝固系…66
血管平滑筋細胞層…66
血管損傷部位…66-69
血胸…144
血小板凝集…66, 67, 71, 72, 80
血小板系…66
血小板粘着…67, 72
血小板膜表面…67
血栓準備状態…74
血栓塞栓症…47, 62
血餅退縮…80
交感神経…37, 38, 100, 154, 162
抗凝固療法…20, 34, 36, 40, 43, 46, 47, 57, 81,

84, 109-115, 143, 147, 154, 161, 162, 164,
　　168
高血圧…15, 21, 30-36, 40, 45, 48, 57, 71, 79, 98,
　　146, 148, 152-155, 163, 168
抗血小板薬…42, 54, 55, 62, 80, 81, 82, 93, 168
抗凝固薬…42, 56, 57, 59, 81, 89, 93, 115, 146
抗コリン作用…105
高周波アブレーション…118
甲状腺機能…23, 34, 161
甲状腺ホルモン…35
広範囲同側肺静脈同時隔離…135
高頻度興奮…17, 18
高頻度刺激…27
抗不整脈作用…28
高分子キニノゲン…67
コラーゲン受容体…66
コラテラル（側副血行路）…42

さ

サイクリックGMP（cGMP）…77
細動波…13, 14, 23
催不整脈作用…108, 159, 162, 168
左室駆出率…33, 35, 40, 45, 62
左室肥大…21, 22, 152, 153, 163
左室壁運動…34
左心耳血栓…43, 115
左心房機能…147
左房圧…153163
左房径…26, 34, 35, 57, 58, 62, 138, 143
左軸偏位…152
三次元マッピングシステム…133
三尖弁狭窄症…23
三尖弁の逆流…21
三尖弁輪…123
シアストレス応答配列…77

ジギタリス…20, 21, 36-39, 154, 161
止血機転…68, 78
止血血栓…68
脂質分子…67
持続性心房細動…25, 111, 112, 114, 133, 142
ジソピラミド（リスモダン®）…102, 105, 108,
　　164
シックサイナス（洞結節機能不全）…103, 104,
　　108, 111
シベンゾリン（シベノール®）…102, 105, 108,
　　164
ジルチアゼム（ヘルベッサー®）…115
収縮性蛋白…80
重大出血…47
粥状動脈硬化症…79
昇圧系…86
消化管出血…55, 62
上室性頻拍症…123
静脈圧…10
静脈環流…12
静脈系…42, 73, 80
除細動…25, 43, 46, 78, 102, 109-115, 155, 162,
　　164, 165
初発心房細動…25
徐脈…20, 37, 114
自律神経…100, 115
新規抗凝固薬…51-59, 87-92, 154, 168
腎機能…34, 61, 62, 168
腎機能低下例…61
心筋焼灼…135
心室細動（VF）…37, 103
心タンポナーデ…143
心内心電図…105
深部静脈血栓…42, 95
心房の線維化…16, 162

171

心房期外収縮…126, 129
心房起源…128
心房筋細胞…27
心房静止…19
心房粗動…76, 103, 104, 123, 127, 100
心房中隔欠損…22
心房中隔穿刺…126
心房内血栓…59, 76
頭蓋内出血…55, 56
ストレイン型ST変化…152
赤色血栓(静脈血栓)…73, 74
全身塞栓症…53
線溶促進…77
僧帽弁開放音…22
僧帽弁狭窄症…22, 62, 95
塞栓症…21, 40-47, 53, 60, 62, 78, 90, 164
速伝導路…123
組織因子(tissue factor)…65
組織プラスミノゲン活性化因子…76, 77

た

大動脈プラーク…45
第Ⅱ因子…49, 84, 87, 90
第Ⅶ因子…49, 66, 72, 81, 82, 84-87, 89
第Ⅶa因子…69, 90
第Ⅸ因子…49, 69, 81, 84, 86, 87, 88, 90
第Ⅹ因子…69, 84, 87
第Ⅹa因子…51, 87-91
第Ⅻ因子…85, 86
第Ⅻa因子…85
ダビガトラン(プラザキサ®)…51, 59
遅伝導路…123
治療域…47, 49
低分子ヘパリン…87
電気的リモデリング…17, 18, 20, 28, 112, 164

電極カテーテル…126, 130
伝導時間…15, 16
伝導遅延…128
糖化蛋白…78
同期…111, 158
洞結節の抑制…18
動静脈瘻…144
洞調律…26, 38, 108, 110, 133, 138, 143, 147, 155, 157, 161-164
洞停止…17
動脈系…47, 73, 80
動脈硬化…38, 44, 72, 79
トリガー…15, 86, 126, 129
トロンビン…34, 35, 50-52, 59, 62, 67, 71, 77, 84-91, 110
トロンビン阻害薬…51, 87, 89, 90, 91
トロンボモジュリン…76, 77, 84, 85

な

内因系…67, 84-86
内皮機能…44, 78
内皮細胞…66, 67, 70, 73, 76-79, 85
内皮細胞下組織…66
ネガティブフィードバック…28, 84, 85
脳梗塞…2, 26, 31, 40-49, 55-62, 79, 80, 89, 102, 109, 110, 120, 143-147, 163, 168
脳卒中…26, 40-45, 59, 168
ノックアウト型の脳卒中…41

は

バースト刺激…141, 142
パートナー基質因子…69, 71
肺静脈(PV)…15, 16, 106-108, 126-144, 161-163
肺静脈隔離…130, 131, 135, 141

肺静脈起源…128, 129, 141
肺静脈狭窄…106, 130, 133, 135, 144
肺静脈接合部…128
肺静脈電位…128
肺静脈内巣状(focal)アブレーション…130
白色血栓(動脈血栓)…73, 74
半減期…50-52, 90, 94
播種性血管内凝固症候群…70
ビソプロロール(メインテート®)…38
肥大型心筋症…41, 57, 160
ビタミンKサイクル…49, 50
非同期…18, 42, 111
非弁膜症性心房細動…47
ピルシカイニド(サンリズム®)…102, 103, 108, 112, 156, 157, 164
頻呼吸…153
頻脈…12, 31, 34, 153, 154, 156, 160, 162
頻脈性心筋症…31
不安定狭心症…79
フィブリノーゲン…50, 51, 67, 85
フィブリン…50, 67, 73, 74, 82, 85, 88, 91, 92
ルーフライン…135
不応期…14-18, 25, 28, 129
フォスファチジルセリン(PS)…67, 68, 87
不均一伝導…18
副交感神経…15, 37, 100, 105
副交感神経賦活…16
副伝導路…123
不顕性興奮進入…18
プラーク…45, 71, 72, 79
フラッター(心房粗動)の2:1…157
フレカイニド(タンボコール®)…102, 105, 108, 164
プレカリクレイン…67, 85
プロテインC…49, 84, 85

プロトロンビン…50, 51, 67, 84-88
プロトロンビン時間(PT)…34, 35, 52, 59, 62, 90, 110
プロパフェノン(プロノン®)…102, 106, 164
閉塞性動脈硬化症…38
ペースメーカー依存性…20
ヘパリン…51, 88, 110, 143, 154
ベプリジル(ベプリコール®)…26, 112-115, 164
ベラパミル…61
弁損傷…144
弁膜症…15, 26, 33, 35
房室結節…14, 17, 18, 25, 100, 103, 123, 161, 162
房室結節リエントリー頻拍…123
房室ブロック…118, 123, 161
房室弁…11
ポジティブフィードバック…17, 26, 66, 83-85
補体系…85
発作性…24-26, 37, 38, 43, 44, 78, 104, 141-143, 149, 168
発作性心房細動、PAT…25, 26, 37, 43, 78, 100, 101, 105, 127, 133, 137, 143, 160
ポリリン酸…85, 86

ま

マイクロパーティクル…70, 71
マクロファージ…70-72, 79, 85
マルチプルリエントリー…14, 125
慢性心房細動…25, 37, 43, 78
ミオシン…80
迷走神経…27, 125, 144
網膜出血…95
もやもやエコー…34, 35, 58, 62

ら

ラプチャー…71
ランダムリエントリー…125
リエントリー回路…123
カリクレイン…85
リズムコントロール…36, 161, 162
リバーロキサバン（イグザレルト®）…51, 59
レートコントロール…36, 40, 112, 154, 155, 159, 161, 168
レニン-アンジオテンシン-アルドステロン系…85, 163

わ

ワルファリン…45, 48-56, 59-63, 82, 87, 89-95, 110, 112, 146, 148, 168

欧文

ACE阻害薬…82
ADP受容体…93
AF、atrial fibrillation…10, 30, 40, 41, 104-108, 115, 138, 147, 149, 152
AF begets AF…27, 125
AFFIRM study…36
aPTT…35, 52
Arg…77
ASD（atrial septal defect、心房中隔欠損）…23
ASO（閉塞性動脈硬化症）…38
アンジオテンシ…71
アテローム血栓症…72
ATP製剤…157
blanking period…140, 142
BNP（脳性ナトリウム利尿ペプチド）…26
Ca^{2+}過負荷…28
Ca^{2+}電流…28
Ca^{2+}の流入…28, 37, 38
Caチャネル…112
CHA_2DS_2-VASc…44, 45
$CHADS_2$スコア…40, 44, 45
complex fractionated atrial electrogram （ＣＦＡＥ、カフェ）…135, 136
COPD（慢性閉塞性肺疾患）…38
CYP代謝…50
D-dimer…34, 57, 58, 82, 91
DIC（disseminated intravascular coagulation：播種性血管内凝固症候群）…70, 81
dicumarolの誘導体…94
EDP（拡張末期圧）…153
FXa阻害薬…88, 90, 91
HCM（肥大型心筋症）…41, 57, 160
HMWK…67
immuno thrombosisi…78
INR（International normalized ratio：国際標準比）…110
IVC（下大静脈）…34, 35
Kチャネル遮断作用…105, 114
Lasso®カテーテル…130, 131, 135
LVH（左室肥大）…21, 152, 153, 163
MS（mitral stenosis、僧帽弁狭窄症）…22, 62, 95
NOAC（ノアック）…52, 60, 61, 62
NYHA…152
pill in the pocket…102, 103, 108
PIVKAs：protein by VK absence or antagonist…87
shear stress（ずり応力）…42, 72, 73, 76, 77
SIPA…72, 73
TAT（thrombin-antithrombin複合体）…82
Torsades de pointes（多形性心室頻拍）…114
γカルボキシグルタミン酸、γ-Gla…68, 87

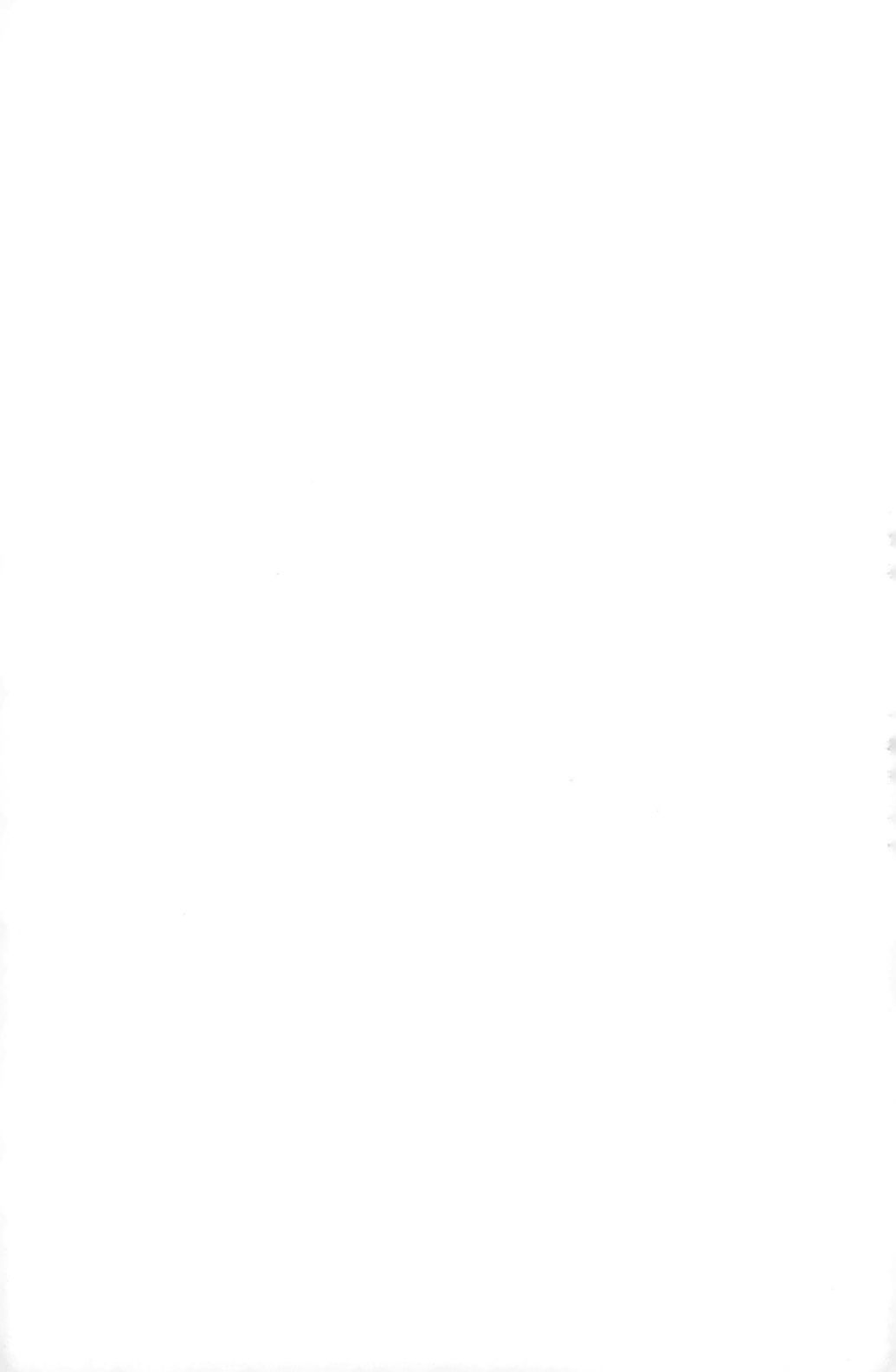

謹告

本書に記載した診断・治療法は、出版時点において一般的に行われている方法であり、かつ、薬剤の用法・用量については出版時点の最新の添付文書を参考に記載しています。本書に示された患者への情報提供に関する記載を含め、その治療法を個々の患者に適用する責任は各医師の上にあり、結果、不都合が生じた場合にも、著者ならびに出版社はその責を負いかねますのでご了承ください。

心房細動クルズス

2013年7月25日　第1版1刷発行

編　著	三田村秀雄
発行人	西澤行人
発行所	株式会社メディカルサイエンス社
	〒150-0002 東京都渋谷区渋谷1-3-9 東海堂渋谷ビル7F
	Tel.03-6427-4501/Fax.03-6427-4577
	http://medcs.jp/
印刷・製本	日経印刷株式会社

©Hideo Mitamura, 2013
乱調・落丁は、送料小社負担にてお取替えします。
本書の内容の一部または全部を無断で複写・複製・転載することを禁じます。

Medical Science Publishing Co., Ltd. 2013 Printed in Japan
ISBN 978-4-903843-38-4 C3047